精神科医の戦略&戦術ノート
精神科救急病棟で学んだこと

白鳥裕貴

星 和 書 店

Seiwa Shoten Publishers

2-5 Kamitakaido 1-Chome
Suginamiku Tokyo 168-0074, Japan

A Psychiatrist's Note for Strategy and Tactics

by
Yuki Shiratori, M.D., Ph.D

Copyright © 2017 by Seiwa Shoten Publishers, Tokyo

はじめに

　手におとりいただいて，ありがとうございます。

　この本は，私が，10年と少しの精神科医としての臨床経験の中で，後輩医師や，研修医の先生に話したり説明したりして，ウケが良かったものを少し詳しく書き起こしたものです。ほとんどは前の勤務先である，茨城県立こころの医療センターでの臨床から得た知識ですので，先輩の先生にとってはアタリマエのことかもしれませんし，私にとっても多くは当たり前になってしまっています。だからこそ，書き残しておきたいと思って，筆を執りました。

　精神科病院では中堅に差し掛かると，病棟主治医といって，一人の医師が一つの病棟をまるごと担当するシステムをとっている場合があります。この場合には，個々の患者さんの治療を超えて，病棟全体の管理も重要になってきます。患者さんごとの個別の治療戦術と，それを円滑に進めるための，俯瞰的な病棟運営戦略が噛みあうことでより，効率的でありながらオーダーメイドな治療が行えるのではないかと考えます。病棟運営のノウハウについてはあまり書かれた本がありませんでしたので，この本がお役に立てるかと思います。少し盛っているかもしれませんが。

　この本の構成は，「戦略」と「戦術」から成り立っています。私の理解では，戦略は患者さんに実際に対応する前までに行っておく準備を含めた計画・方針のことで，戦術は，実際に

患者さんに対して実施する行動のことです。流れとして，まず精神科の特に急性期の医療に求められていることを明らかにし，そのニーズに沿って，「戦略」を立て，個々の患者さんのかかえる問題に「戦術」を用いて対応していく，というふうにしたいと思っています。内容としては，研修医や，若手の精神科医師，精神科病院などに勤めるコメディカルの方にも，面白がっていただけるのではないかと思っています。また，上級医師に話したときにも意外と興味を持って聞いてくださったりしていますので，臨床経験を積まれた先生にも，新しい視点を提供できるかなと思います。

　臨床経験は，患者さんと一緒に積んでいくものですから，この本は，患者さんに教えてもらったことです。私自身は，患者さんやご家族からお叱りを受けることも多く，もしかしたらあまり臨床は上手ではないのかもしれませんが，この本から何かを掴んでいただける方が一人でもいらっしゃれば，患者さんへの恩返しになると考えています。

2016 年 12 月

白鳥裕貴

目　次

はじめに ……………………………………………………………………………… iii

第Ⅰ部　戦略編

第1章　精神科医って何してる？
〈精神科医療の背景〉……………………………………………… 3

  Ⅰ. 精神科医療とは　3

  Ⅱ. 福祉か？　医療か？　4

  Ⅲ. 搬送・転院・連携で際立つ医療と福祉の違い　6

  Ⅳ. 精神科救急とは　8

  Ⅴ. 精神科救急と自殺　10

  Ⅵ. 精神科スーパー救急病棟とは　13

  Ⅶ. 精神科医療の役割　15

  Ⅷ. まとめ　19

第2章　チームリーダーとしての精神科医
〈病棟全体を見渡す視点〉……………………………… 21

  Ⅰ. Integrity　21

  Ⅱ. 目的は何か？　顧客は誰か？　24

Ⅲ. 目的に優先順位をつける　27

Ⅳ. 私たちの病棟に求められている役割　30

Ⅴ. SMART な目標に落としこむ　33

Ⅵ. コントロールできるものから　37

Ⅶ. 目標を検証する　38

Ⅷ. Diversity　39

Ⅸ. 精神科治療の戦略と戦術を究める　43

第Ⅱ部　戦術編

第3章　たとえ平凡でも人の人生を読むのは面白い？
〈生活歴・病歴聴取の半構造化〉 …………………………… 47

Ⅰ. 上手な病歴とは　48

Ⅱ. 予診の流れ，半構造化　50

Ⅲ. 聞きにくいことを聞くテクニック　61

Ⅳ. 病歴の実際　63

Ⅴ. まとめ　67

第4章　"適切な"薬物を選択するには？
〈薬物療法の戦術〉 ……………………………………… 69

Ⅰ. 暫定診断での治療　69

Ⅱ. 統合失調症圏での薬物療法戦術　71

Ⅲ. 抗精神病薬の各論（第二世代）　77

Ⅳ. 抗精神病薬の各論（第一世代）　87

Ⅴ. 感情病圏での薬物療法戦術　93

Ⅵ. 抗うつ薬の各論：SSRI, SNRI, SARI　100

Ⅶ. 抗うつ薬の各論：ミアンセリン（mianserin），

　　ミルタザピン（mirtazapine），トラゾドン（trazodone）　104

Ⅷ. 三環系・四環系　106

Ⅸ. 気分安定薬の各論　107

Ⅹ. 認知症・高齢者での薬物療法戦術　110

Ⅺ. 抗不安薬，睡眠薬（minor）の使い分け　113

Ⅻ. そのほかの睡眠薬　119

ⅩⅢ. 漢方薬の処方戦術　120

ⅩⅣ. 漢方薬の各論　124

ⅩⅤ. まとめ　131

第5章　魔法の言葉？　精神科医って何してる？
　　　〈精神療法の戦術〉 ……………………………………… 133

Ⅰ. セルフ・モニタリング　134

Ⅱ. 説明すること，名付ける，ラベルを貼る　135

Ⅲ. 外在化　136

Ⅳ. 傾聴する　137

Ⅴ. 解釈と直面化　139

Ⅵ. 変化と受容 142

Ⅶ. 成長と成熟 144

Ⅷ. 精神療法の目的 145

Ⅸ. 病名告知の戦術 147

Ⅹ. ソフトな直面化 157

Ⅺ. "希死念慮" への切り返し 174

Ⅻ. 認知行動療法的アプローチ〈3カラム法，スケール化，
概念図〉 194

ⅩⅢ. 精神療法の戦術構成，とくに境界性パーソナリティの
患者さんに対して 201

ⅩⅣ. まとめ 204

第6章　スムーズな入院マネジメントのコツ
〈入退院の戦術〉 ··· 207

Ⅰ. 入院の目的，期間 207

Ⅱ. 病状が良くなるまでの非任意入院 208

Ⅲ. 期間限定の休息入院 208

Ⅳ. 高齢者の入院は，長期化しやすいが社会資源が豊富 210

Ⅴ. 部屋の選択 211

Ⅵ. トラブルや，訴訟リスクに関する考え方 215

Ⅶ. 解毒目的の入院 216

Ⅷ. 退院までの戦術 218

Ⅸ. 退院における家族の不安について　220

Ⅹ. 社会資源の選定　224

Ⅺ. 外来通院の期間　229

Ⅻ. 怠薬対策　230

ⅩⅢ. まとめ　231

（ 第Ⅲ部　症例から学ぶ ）

第7章　患者さんから学んだこと

〈症例呈示〉 ……………………………………………… 235

Ⅰ. 宇宙飛行士　235

Ⅱ. 年末からのパニック発作　239

Ⅲ. 元CA　242

Ⅳ. cPAP　245

Ⅴ. 婚約者を訪ねて　249

Ⅵ. かき氷機で父を負傷させた！　257

Ⅶ. プライスレスな人生　265

あとがき ………………………………………………………… 273

参考文献 ………………………………………………………… 275

著者略歴 ………………………………………………………… 280

第Ⅰ部

戦略編

精神科医って何してる？
〈精神科医療の背景〉

　まずは精神科医療が置かれている背景をあきらかにし，精神科，特に急性期医療に求められていることを考察し，実際に患者さんの診療に当たる前に，どのような準備が必要か，「戦略」を考えたいと思います。

I. 精神科医療とは

　精神科と他の科の違いは，何でしょうか。精神科は精神疾患を扱う？　独自の法律がある？　強制的な治療ができる？　初期研修でまわってきた先生方にお聞きすると，いろいろな答えが返ってきます。この精神科と他の科（精神医学用語で「身体科」といいます）の違いについては，私が10年ほど精神医療に従事して初めて知ったことですから，当然研修医の先生で知っている方はいませんでした。研修医といっても，医学部で6年間教育を受けていますから，知っていてもおかしくはないのですが。この違いは，精神科と身体科の摩擦を生み出すこともしばしばある，私にとっては，重要な差異です。ここでの差異は，例えば外科と内科の区分よりも大きく，私の知るところ

では，他の科では精神科のように特別に区切られている科はありません。

　もったいぶりましたが，それは行政上の管轄です。行政，つまり自治体や日本政府において，精神科医療と身体科医療は，明確な区分がなされています。日本の医療を管轄する行政府はどこでしょうか？　答えは厚生労働省です。これは簡単ですね。精神科も，身体科も，厚生労働省に所轄されます。ここまでは同じです。身体科の医療は，このうち，医政局で所轄されています。医療を所轄する行政の部署なので，「医政局」。実にわかりやすいですね。では精神科はどこでしょうか。

　精神科は，実は，社会・援護局障害福祉部で所轄されるのです。このような体制は，地方自治体でも変わりありません。私が勤務している茨城県では保健福祉部厚生総務課が身体科を，同部障害福祉課が精神科を所轄しており，やはり精神科は，別に扱われています。これはなぜでしょうか，そして臨床業務を遂行する上で，どんな意味を持つでしょうか？

II. 福祉か？　医療か？

　行政上の区分が，実際の役割を反映しているとすると，身体科は"医療"です。一方で，精神科は，"福祉"になるのです。精神科病院は，つまり，福祉施設になるわけです。精神科病院は，名称こそ"病院"ですが，その実態は福祉"施設"なのです。病院と施設の違いは，何でしょうか。私の考えでは，病院は"治療の場"です。ですから，治療には終わりがあり，これ以上改善がないというところが来ます。治療の終わりが健

康の回復である場合もあれば，いささか不具合が残る場合があります。これ以上治療の継続による改善が望めないけれども，健康を取り戻したとも言えない状態が，いわゆる障害で，生活を送る上で，健康な状態と比較して不具合が残る人が，障害者ということになります。そして，福祉施設とは，障害が残る人で，自宅では生活が困難な人が，"生活する場"ということになります。つまり精神科病院は，精神障害者の生活の場がその実態ということになります。もちろん治療も行われます。そういう意味では病院でもあります。しかしメインは，施設という扱いなのです。だから，行政上は障害福祉の施設になるのです。

　行政上の区分の問題ですが，これは端的に精神科医療の実態を反映しています。たとえば，医師や看護師の数は，精神科特例として，一般病床よりも少ない配置で良いことになっています。医師数で言えば，一般病床では，医師1人に対して入院患者は16人の比率ですが，精神科病院では医師1人に対して48人で良いのです。よく取り沙汰される，精神科病床の在院日数ですが，平成23年（2011年）患者調査の概況，退院患者の平均在院日数によれば[36]，精神科病院の退院患者の平均在院日数は341.6日で，全病床の平均が34.3日なので，10倍です。これは療養病床のうちの，介護保険適用病床の平均在院日数399.1日とほぼ同じです。介護保険適用病床は介護の病床ですから，やはり施設としての側面が強いのです。一方の一般病床，すなわち，身体科の病院の退院患者の平均在院日数は18.9日です。在院日数からも，両者の役割の違いが見えてくるのではないでしょうか。

Ⅲ. 搬送・転院・連携で際立つ医療と福祉の違い

　このような役割の違いを知っている人は，実は医師の間でも少ないのです。私がこのことを知ったのは，臨床に従事して 10 年目のことでした。少なくとも，私が学生の頃授業で受けた記憶はありません。誤解のないように申し上げると，私は羽目を外せない真面目な学生でしたので，（1 時間目の授業以外は）ほぼ全部出席していました！……私の事例はあまり参考にはならないかもしれませんね。それでも，私の周りの精神科医でこのことを知っているのは極少数ですし，これまで私と一緒に働いてきた，ローテーターの研修医の先生方で知っている人はいませんでした。おそらく，身体科の先生で，明確にご存じの方はほぼいないと思います。しかし，"無意識的"には違いを知っているようです。それは，転院などで，患者さんのやりとりをするときに現れます。例えば，精神科の病院に入院した患者さんが，入院してすぐに身体的な問題が判明したとしましょう。その患者さんを身体的な病院に，幸運にも，転院させてもらったとします（精神科病院から身体科の病院への転院先を見つけるのには一般的には苦労します。最近は変わってきたかもしれませんが……）。転院した患者さんが，身体的な治療を終えて，良くなったとして，退院する際には，大抵の場合，精神科の病院に戻すように手配されます。精神的な状態に問題がなさそうでも，です。このことについて，身体科の医師も，精神科の医師もあまり疑問に思うことはありません。ところが，逆は成り立ちません。身体科の病院で治療中に，精神的な問題が起

きて，精神科病院に患者さんが転院してきた場合に，精神的な状態が良くなったとして，身体的な状態も良ければ身体的な病院に戻すということはないのです。このことについても，身体科，精神科の両医師が疑問を持つことはあまりないのです。これは，コンセンサスとして，精神科の病院が"施設"であることを知っているからです。精神科病院＝施設は生活の場の一つですから，生活の場から入院したのであれば，生活の場に戻すのは自然です。一方で，病院は治療の場ですから，生活の場＝精神科病院で落ち着いた人を，もう一度治療の場に戻すことはないわけです。このようなコンセンサスは明示的に行われていなために，しばしばダブルスタンダードになります。普段は施設扱いになっている精神科病院が，"病院"として扱われることもあるのです。例えば，夜間，精神科の患者さんが意識障害を起こした場合などです。意識障害は，身体的なものが原因の可能性が高いですし，まず身体的な治療を優先しなければ，命に関わりますから，救急隊は，身体科の救急告示病院に搬送します。すると，最近はたまにですが，当直の外科系の先生からお叱りの電話を受けることがあります。「精神科だって，病院なんだから，かかりつけの面倒くらい見ろ！」などとおっしゃるのです。こういうときには，精神科の病院は施設でなく，病院として扱われています。このタイミングで「精神科の事情」を説明すると，火に油を注ぐ結果になります。

　まとめると，身体科の病院は医療であり"治療の場"，精神科病院は福祉であり"生活の場"ということになります。これで良いのでしょうか。精神科医療のあり方については，またあとで触れることにします。

Ⅳ. 精神科救急とは

　医療としての精神科と身体科の違いについて話をしました。次に，救急の場面ではどのように違うのでしょうか，考えてみます。身体科の救急は，一次，二次，三次に分かれます。一次救急は外来受診で済む患者さん，二次救急は入院が必要になるような重症の患者さん，三次救急は複数診療科に渡る高度な医療を要する重篤な患者さんがそれぞれ対象です[35]。精神科の救急では，趣が異なり，ソフト救急とハード救急に分けられます[7]。ソフト救急の対象は，「自発的受診者や，家族の説得等，より強制力の弱い介入による受診者」を中心とします。ハード救急の対象は「緊急措置診察を含む警察官関与例等，より強制力の強い介入を必要とした非自発的受診者」が中心です。身体科のように，疾患の重症度のみによって分けられるわけでなく，受診の動機や，受診までの手段に司法の番人たる警察が関与するかどうかによって分けられます。精神科の救急の分類は，診察の前に決まり，医療側だけの都合では原則として変更はできないのです。

　例えば，身体科で，独歩で来院した患者さんがいたとします。たいていは，外来受診だけで帰宅可能ですから，一次救急の範囲ですが，医師の診察の結果入院が必要となって，二次救急の対応となる場合もあります。また，救急車で二次救急病院を受診後，三次救急に変更される場合もあります。精神科では，救急車で来院した時点では，ソフト救急です。その後，興奮して暴力に発展したとしても，ハード救急に医師の判断で乗

せることはほぼできません。もし，ハード救急に乗せるとしたら，警察に通報し，警察官の判断で，精神保健福祉法第23条通報し，その後保健所などの調査の結果，措置診察が必要と判断される必要があります。民間人の通報による措置入院という方法も，法律上は定義があり，医師が民間人として，ソフト救急で来院した患者さんを保健所に通報するということもありえます。精神保健福祉法の趣旨が，精神障害者の保護であることを考えると，来院によって既に保護可能な患者さんを改めて措置診察にかけるということが行われない可能性があります。この辺りはあくまで，保健所等職員の調査の結果によります。

　精神疾患としては重症であっても，ハード救急に当たらない場合もあれば，軽症であってもハード救急のシステムに乗ることがあります。それは上述のようにハード救急の入り口が，警察官など医療以外の関係者の判断によるからです。精神科のソフト救急は，身体科と同様の分類で言えば，一次と二次救急に当たります。ハード救急は，身体科救急のシステムの中に組み入れられないものです。では，精神科の三次救急はどうなっているのでしょうか。実は，精神科単科の三次救急は存在しません。三次救急が，「複数の科に渡る医療を要する患者」を対象とする以上，精神科単科で対応することはないからです。しかしながら，複数の科を標榜する総合病院で，精神科病床がある病院は非常に少なくなっており，減り続けています。身体的な合併症が重症で，かつ，精神科的にも重症な患者さんの治療については，現行のシステムでは治療が非常に難しくなっており，なかなか解決策は見つかっていません。

　まとめると，精神科の救急は，司法の関与によって対象が異

なり，概ね身体科でいうところの二次救急のレベルまで，身体合併症を伴う患者さんに対する治療は困難というところです。

V. 精神科救急と自殺

　さて，前項の精神科救急ですが，警察官などによって精神科救急にシステムが適応されるのは，どのような患者さんかということについては，話していませんでした。精神保健福祉法第23条には，以下のように記載されています。

　　第23条　警察官は，職務を執行するに当たり，異常な挙動その他周囲の事情から判断して，精神障害のために自身を傷つけ又は他人に害を及ぼすおそれがあると認められる者を発見したときは，直ちに，その旨を，最寄の保健所長を経て都道府県知事に通報しなければならない。

　精神科のハード救急は"精神障害のために""自傷・他害のおそれ"がある患者さんを対象にしているということになります。"自傷・他害のおそれ"ですから，自傷のおそれのある患者さんと，他害のおそれのある患者さんとの比率は，半々くらいに聞こえます。しかし，ハード救急のシステムに乗って診療を受ける患者さんは，ほとんどが，他害のおそれのある患者さんです。自傷のおそれがあるとして，ハード救急で対応する患者さんは1割程度になっています。平成23年のこころの医療センターに措置入院のために通報された際の問題行動は，自傷と自殺企図を合わせて11%でした（図1.1）。この状態は，制

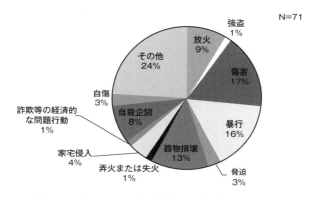

図 1.1 平成 23 年措置入院・通報時の問題行動
（茨城県立こころの医療センター入院分）

度の設計からすれば当然です．自傷行為や自殺企図を発見した人がまず何をするでしょうか？　普通は警察を呼びません．救急車を呼びます．警察を呼ぶのは，やはり，「他害のおそれ」のあるときです．ハード救急の入り口は，警察官による通報，検察官による通報，矯正所の長による通報となっており，これらは，自傷行為よりは触法・他害行為と結びつきやすいのです．

　自殺企図を起こした患者さんは，ハード救急のシステムには乗りづらいので，通常はソフト救急として扱われます．しかしながら，自傷行為があった場合には身体的な検査や評価，治療が必要になります．精神科医は身体的な外傷などを診ることは得意ではありませんから，身体的な救急の先生のお世話になることになります．このような場合に，やはり，身体科の先生方からお叱りを受けることがあります．この辺りの事情は前項でも話しました．身体的な救急を担う総合病院では精神科が少な

く，精神科病院では，身体的な治療が不得手だとすると，両者がうまく連携することが，身体合併症や自傷行為のある精神科の患者さんに対応するために，必要になります。身体科と精神科の連携には，並列モデルと直列モデルという2つのモデルが考えられています（精神科救急医療体制に関する検討会，平成23年9月30日）。並列モデルは，"精神科と身体科の両方を有する医療機関による対応"で，精神科を有する救急対応可能な総合病院で受け入れることを原則とします。縦列モデルは，"精神科医療機関と身体疾患に対応できる医療機関との連携による対応"で，既に精神科医療機関を受診している患者さんについて，その精神科医療機関が主治医として支援することを前提に，身体疾患の治療が必要になった場合には，症状の程度に応じて連携医療機関と調整を行い，身体疾患で救急医療機関を受診した患者さんが，精神科医療が必要と考えられる場合には，身体疾患の治療後に患者さんを円滑に受け入れられるように連携を図ります。並列モデルでは，同一機関内に精神科と身体科がありますので，精神症状と身体症状に対して同時に介入が行うことができますが，このような医療機関の数は減っています。縦列モデルは，精神症状と身体症状に同時に介入はできないので，精神科的な治療と身体的な治療の優先順位を決めるトリアージが必要になりますが，円滑な連携が行えれば，対応できる医療機関を増やすことができます。

　ところで，なぜ，いまさらになって，連携が必要になっているのでしょうか？　これまでは，救急や自殺に対する診療機関の連携は必要なかったのでしょうか？　私は，施設としての精神科病院が，その役割を変化させていることに，答えがあると

考えています。その変化の一つの表現形として，精神科スーパー救急病棟を紹介したいと思います。

VI. 精神科スーパー救急病棟とは

　精神科病院には，通称スーパー救急病棟と呼ばれている病棟があります。診療報酬上の正式な名称は，「精神科救急入院料病棟」といいます。1996 年に新設された精神科急性期治療病棟を超えるという意味で，通称スーパー救急病棟と呼ばれています。包括払い方式の病棟です。どのくらい"スーパー"か，というと，一般の精神科病床と比較すればわかります。たとえば茨城県立こころの医療センター（以下こころの医療センター）では，一般の精神科病床の平均単価は 1 日約 1 万円です。精神科病棟の診療報酬は出来高払い制ですので，もっと高くなるかと思いますが，こころの医療センターでは慢性的な病状で長期入院となっている方が多いので，大きく診療報酬が増えてしまうことはありません。スーパー救急病棟は，1 日定額で 3 万 4 千円になり，精神療法など一部の治療は別料金になります。平均 3 倍強の診療報酬がいただけます。まさに"スーパー救急病棟"です。このスーパー救急病棟として認可されるためには，いくつかの条件があります。施設の基準として，①病棟入院患者 16 人に対して専任医師 1 人以上，②病棟入院患者 10 人に対して看護師が常時 1 人以上，③専任の精神保健福祉士（PSW）が 2 名以上，④個室が全病室の半数以上といった基準をクリアする必要があります。また，病棟の運営面でも，①病棟の患者の 4 割以上が新規入院，②新規入院患者の 6 割以上が 3 ヶ月以

内に在宅に移行，③年間入院患者の6割以上が非自発的入院であること，④救急医療圏（第2ブロック）において，措置・緊急措置・応急入院にかかる新規患者の4分の1以上または30件以上を受け入れていることなどという条件があります。ここでいう新規入院患者は，今回の入院前3ヶ月以内に精神科病棟に入院していない患者さんのことです。非自発的入院というのは，精神保健福祉法での任意入院以外の入院のことになります。医師数は患者数16人に対して1人ですが，これは一般の精神科病棟が患者数48人に対して1人で良いことを考えると，"通常の3倍"[69]です。また，在院日数は，例えば私の勤務していたスーパー救急病棟では約35日でした。精神科病床の在院日数は298日（平成23年）ですから，かなり短縮されています。スーパーな診療報酬の理由がおわかりいただけたと思います……。

ところで，本当に"スーパー"なんでしょうか。お気づきの方もいると思いますが，患者数16人に対して1人という医師の体制は，一般の身体科の病床と同じです。つまり医師の数はようやく身体科の普通の病院に追いついたに過ぎません。また，在院日数は全病床平均34.3日（平成23年）で，一般病床は18.9日ですから，私たちのスーパー救急病棟の平均35日は全病床の平均にようやく達しただけです。また，他の診療科の病棟と，診療報酬はどのくらい違うでしょうか。精神科のスーパー救急病棟のほうが，高いでしょうか，低いでしょうか。単純な比較は難しいのですが，例えば，総合病院の中で，精神科病床と身体科との入院収入を比べた場合，スーパー救急病棟であっても，一般の身体科の2分の1程度になります[9]。

精神科スーパー救急病棟は，精神科の中では通常の3倍で，スーパーですが，一般病床と比べると，かなり中途半端な感じになります。やはり，精神科病院は原則"施設"であり，"スーパーな"施設になって，ようやく普通の病院と同じと考えられるようになるのでしょう。

Ⅶ. 精神科医療の役割

精神科病院は，福祉施設なのでしょうか，医療なのでしょうか。これを考えるために，医学的にではなく，近代社会の中で，精神疾患や精神障害者がどのように遇されてきたのかということを，見てみたいと思います。

精神疾患は，日本では近代以前には，癲狂と呼ばれ漢方的な疾病として対処されたり，狐憑き，犬神憑きなどとして，加持祈祷の対象となったりしていました。多くは放置され，浮浪者などとして社会の枠の外で生きることになったと思われています。社会的組織的に収容していく動きが出てきたきっかけは，相馬事件です。相馬藩の藩主が精神病を発病し，監禁されたり，入院させられたことを，陰謀だと考えた藩士が，病院に忍び込んで連れだそうとするなどし，経緯を新聞に投書したり，10年以上にもわたって起訴を乱発したりした事件です[57]。この事件を契機として，精神障害者を許可なく監禁することは禁止されました。それまでは，私宅監置といって，自宅などの座敷牢をつくって閉じ込めることが可能であったため，精神疾患を持つ患者さんを取り巻く環境は過酷であり，福祉の面でも非常に厳しい状況であったと言えます。有効な治療はなかったた

めに，入院したとしても，医学の対象ではあっても，積極的な治療の余地はなかった時代と言えます。このような患者さんの救済・保護のために，1919年（大正8年）に精神病院法が制定されました。この頃の調査では，精神病者の総数6万5千人に対して，精神病院に入院中の者が5千人であったため，私宅監置を含めて医療の枠外にある者が6万人存在し，収容する施設が足りない状況でした。1900年代に入って世界的にはマラリア療法（1917年），インスリン・ショック療法（1933年），電気痙攣療法（1939年）などが開発され，治療効果が見込めるようになりました[51]。しかし日本では精神病院の整備は進まず，1931年（昭和6年）の調査では，諸外国と比べて人口あたりの病床数は10分の1程度で，患者7万人に対して，収容数は1万5千人でした。一時的には増床されましたが，戦火により消失するなどしてさらに病床数は減少してしまいました。戦後，1950年（昭和25年），公衆衛生の向上・増進や，精神障害者に対して適切な医療・保護の機会を提供することを目的として「精神衛生法」が交付されました。精神病者監護法と精神病院法を廃止して引き継いでおり，現在の精神科病院への入院制度の原型になっています。例えば保護義務者（現在は保護者）制度，措置入院制度，警察官・検察官・矯正所長からの通報などです。また私宅監置も廃止されました。また精神障害者の枠組みも広げられ，狭義の精神病に加えて，精神薄弱者，精神病質者も施策の対象とされています。1954年（昭和29年）の改正では，覚醒剤の慢性中毒者で精神障害者でない者も精神衛生法の対象となりました。同年の全国精神障害者実態調査では，精神障害者の全国推定数は130万人で，うち入院

が必要な患者さんは 35 万人とされました。当時は病床数が 2 万 5 千床ほどであり，圧倒的に病床が足りないとされました。この頃の精神科病院の役割は，明らかに施設に近いものです。精神病の治療法は薬物療法の普及がようやく始まった頃で，良くなる病気ではまだなかったですし，ほとんどの患者さんは，精神科病院に入院したほうが，より衛生的で健康な生活を送れたのではないかと想像しています。

　その後，精神科病院の開設に，国庫補助の規定が設けられたため，その後は急速に病床が増加し，それに合わせて精神科入院患者は，1966 年（昭和 41 年）に 19 万 7 千人，1975 年（昭和 50 年）に 28 万 1 千人，1985 年（昭和 60 年）には 34 万人となりました。

　諸外国と比べて，現在は人口あたりの病床数が多すぎるとされ，病床数は抑制される傾向ですが，現在の病床数はむしろ当初の予定〔1954 年（昭和 29 年）〕に近いとも考えられます。開設当初の精神科病院は，患者さんを "収容" して生活の場を提供する "施設" の性格が強かったので，この頃の施設としての性格が，現在も色濃く残っているのでしょう。

　収容のための "施設" か，治療のための "病院" か，精神科病床の方向性は，3 つの事件を契機として，収容と開放の波を繰り返しています。3 つの事件とは，ライシャワー事件，宇都宮事件，池田小事件です。

　1964 年（昭和 39 年）のライシャワー事件は，精神障害者が，オーストリア大使を負傷させた事件です。この後，精神衛生法が改正され，精神障害者を入院させる手続きが強化されました。政策の方向は，収容の強化に向かいました。

宇都宮事件は，1984年（昭和59年）に精神科病院で発生した患者さんの虐待事件です。この後，1987年（昭和62年）に精神保健法が制定されました。社会復帰施設の規定が初めて設けられ，精神科病院からの社会復帰，政策的には開放に向かいました。世界的にも1991年（平成3年）に国連で「精神疾患を有する者の保護及びメンタルヘルスケアの改善のための諸原則」が採択されました。また，平成5年6月には，「精神病院から社会復帰施設へ，そして社会復帰施設から地域社会へ」とのテーマの下，精神保健法が改正されています。

　2001年（平成13年）に起きた池田小事件では，措置入院を繰り返していた男が，小学生や教師を殺傷しています。この事件の後，2003年（平成15年）に医療観察法が制定され，精神障害によって，殺人・強盗・傷害・傷害致死・強姦・強制猥褻・放火の6つの「重大な他害行為」を行った者を，司法によって，審判（裁判に似た手続き）を経て，入院が決定されるようになりました。政策的には収容の強化と言えますが，通常の精神科病院への入院が期限を決めていないことと比べると，期限を3年程度に区切っている点で，生活の場としての収容を志向していないことは明らかです。

　今後の政策の大きな流れとしては，基本的には精神科患者の社会復帰を進める方向にあり，病床数は削減していくことになると思っています。収容する場所が足りなかった時代よりも，治療は大きく進歩し，外来通院で十分治療な方が増えていることも影響しているでしょう。治療法が未熟であった当初は，私宅監置など幽閉する以外に方法がなく，病院に十分な環境を整備して収容することが福祉でした。そのために収容施設として

の精神科病床は増えました。治療法が発展した現在においては，入院をしなくても，社会復帰が可能な方が増え，退院して地域で障害を持っていない人と一緒に暮らすことが福祉になっています。当初，精神障害者のための福祉施設として成立していた精神科病院は，施設としての役割を終える方向に向かっており，地域社会に精神障害者が暮らすようになった結果，精神科病院にも本来的な治療の場としての病院としての機能が求められるようになりつつあるのです。収容施設から治療施設への転換が行われつつあり，その過渡的な形態として，スーパー救急病棟があると言えます。精神障害者の地域への定着が進んだことで，自殺対策などを地域で必要とするようになった結果，身体科医療機関との連携が必要になったと考えられます。また，いわゆる抑うつ状態を示す患者さんが増えるなど，収容施設を本来必要としない，より広義の精神科患者が地域で増加していることも，連携が必要になった理由の一つでしょう。このような連携に対しても，応需即応が可能な，治療の場としてのスーパー救急病棟が求められています。

Ⅷ．まとめ

　この章では，精神科医療の置かれている現状について，考えてみました。この背景を考えることで，精神科医師が，社会全体の中でどのように位置づけられ，何が求められているかを，私なりに明らかにしたつもりです。背景は，患者さんに対する治療とは直接関係はありませんが，精神科は医療だけでなく生活保護など行政・福祉や警察などの司法といった社会のさまざ

まな領域と接する機会が多いことから，精神科医師の常識が，他の領域の非常識とならないように背景をしっかり把握することが，結局は患者さんのためになるかなと思います。

② チームリーダーとしての
精神科医
〈病棟全体を見渡す視点〉

I. Integrity

　2009 年（平成 21 年），私はスーパー救急病棟の担当になりました。精神科医として社会人生活を始めて 7 年目，精神保健指定医の資格を取得して 1 年を少し過ぎた頃です。当時の病棟で働くことになった同僚は，千葉の精神医療センターで精神科救急を 1 年間経験して茨城に戻ってきた T 先生と，初期研修を終えたばかりで精神科の経験は初期研修中の数ヶ月という後期研修の M 先生でした。私を入れた 3 人でスーパー救急病棟を担当することになりました。精神保健指定医はチームの中では私 1 人だったのと比較して，2015 年現在の担当チームは精神保健指定医 3 名と後期研修 1 名の 4 名ですから，やや心もとないものでしたが，当時は病棟を 1 人で担当するほうが普通でしたから，非常に手厚いと感じたものでした。

　その前の 1 年間，私は，女子急性期病棟の運営をしていましたので，仕事を始める上で，最初に目的，または理念とでもいうようなものを定めなければならないことはわかっていました。目的や理念は，臨床の現場そのものでは普段から意識され

るものではありませんが，判断に迷ったとき，悩んだときには必要になります。

　日常的な臨床において迷ったとき，判断の根拠となるものは，エビデンスです。根拠に基づいた医療（evidence-based medicine; EBM）が基本になります。エビデンスレベルの高い研究は，無作為化比較試験（RCT）のメタアナリシスですが，RCT などの研究は厳密に行おうとすると，比較するために組み入れ基準が厳しくなり，RCT に組み入れる患者像と臨床的な患者像とが乖離していることはよくあります。臨床の場では，最適な治療を選びとる必要がありますが，複数の要因が絡み合って非典型的な病状を呈していたり，その結果として根拠となる良い研究が見当たらなかったりすることがあり，治療の選択に迷うこともよくあります。

　選択に際して重要なのは，その選択をした理由を説明できるかどうかだと思います。説明できない行為は，端的には訴訟で負けます。訴訟にならなくても，信頼を失うかもしれません。医療は病院にとっての売り物であり，信頼されないモノを売り続けることはできず，組織は衰退し，最終的には職員は生業を失い，患者さんは治療手段を失うということになれば，誰にとっても不幸です。ケース・バイ・ケース，臨機応変に対応によって，説明ができたとしても，その説明が時と場合によってバラバラであれば，信頼を失うこともありえます。

　信頼とはどのように得られるのでしょうか。経済学者の P. F. ドラッカーは，その著書マネジメント[13] の中で，ビジネス・エグゼクティブに必要な資質として「真摯さ」をあげています。「真摯さ」はインテグリティ integrity の訳ですが，日本

語では訳しにくい概念かもしれません。西部邁は毎日新聞 [47] で，政治家に求められる資質として，インテグリティをあげています。西部の定義では，インテグリティは３つの段階に分けられます。①物事に関する判断の総合性，②総合的判断に基づく言動の一貫性，③総合的で一貫した言動をなす人格に宿る誠実性，の３段階です。誠実さを保ち続けてこそ，信頼が得られます。私は，政治家でも，ビジネス・エグゼクティブでもありませんが，精神医学というひどく曖昧な分野で，現実に生きる患者さんや家族と接するに当たって信頼性は必要です。

　私が仕事をしていく上で，最も大切にしたいものが，この「真摯さ」，インテグリティです。インテグリティを志向する場合の良いところは，善良さや正義といった概念よりも，現実的なところです。私はしばしば不真面目で，いつも悪ふざけばかりしてしまう傾向があります。善い人間であろうとすることは，いささか窮屈ですが，総合的な判断を繰り返していくことによって誠実性が得られるのであれば，実現可能な気がします。

　インテグリティを得るために，第一に必要なことが判断の統一性です。そして迷ったときに，整合性を持った説明をするためには，適切な目的を持つことが必要です。迷ったときの拠りどころになるような，おおまかな目的を，理念と言い換えても良いかもしれません。インテグリティのある病棟の運営にあたって，まず考えなければいけないことが，この「目的を設定する」ということなのです。

II. 目的は何か？　顧客は誰か？

　いかに目的を設定すれば良いでしょうか。

　自分がしたいこと，自分がやりたい医療が明確であれば，それを目的にすることがもっとも良いと思います。やりたいことを目的にできれば，動機付けになりますし，おそらく判断の統一性についても迷いを少なくできるでしょう。しかし，たいていの場合，最初から自分の目指すところがわかっているということは少ないと思いますし，専門性の高い仕事で，特にスタートアップする場合には，経験のない状態から良い目的を立てることは難しいと思います。やってみたら思っていたのと違う，などというミスマッチはモチベーションを低下させます。やりたい医療が明確でない，私のような場合には，"私たちの顧客となりうる人がどのような医療サービスを求めているか"を考えることで，目的が立てられると思います。"われわれの事業は何かとの問いに答えるには，顧客からスタートしなければならない"[13]のです。

　さて，私たちの医療の顧客は一体誰なのでしょうか。

　医療の場合は，当たり前と思われるかもしれませんが，顧客の第一は患者さんです。単純化すれば，患者さんの求める医療を行うということが，一つの目的となるでしょう。しかし，患者さんは唯一の顧客ではありません。患者さんの"顧客性向"は，概ね 30% 程度です。これは医療費の自己負担額から想定しています。

　情報が非対称であるために，患者さんは選択しうるすべての

治療について知っているわけではありません。医師は専門家として，もっとも患者さんの利益にかなう治療を提示，選択する必要があります。実際のところ，臨床的には，選択肢はそれほど多くないことのほうが多いです。また，精神科の場合は，患者さんには病識がなく，治療を拒否するということも日常的にありえます。この場合は患者さんの求める医療を行うことが目的にはなりえません。

名目上は患者さんの自己負担であっても，実際には家族が医療費を支払うことのほうが多いかもしれません。たいていの疾患では，患者さんの治療は，家族にとっても利益ですが，精神科の場合は時として，患者さんと家族の思惑が一致しないことがあります。私の師匠のT先生は，仕事を始めた頃，「入院させると患者さんに恨まれ，退院させると家族に恨まれる」とボヤいたそうです。すべての患者さんではありませんが，症状が良くなって退院できることは治療の成果と考えて良いはずであるのに，家族にとってはあまり喜ばしくないということがあるのです。しかし，基本的には家族は患者さんの利益を再優先してくれる支援者と考えられます。

医療費で考えれば，その7割は保険者です。保険者の求める医療を行うことも，一つの目的になります。保険者が求める医療とはどのようなものでしょうか。保険者の意向は，診療報酬に示されます。診療報酬により利益を誘導し，保険者は望む医療を実現しようとします。保険者の求める医療とは，診療報酬制度にマッチした医療と言えます。保険者の原資は保険料だけではありません。税金が投入されてもいます。税金を納めるのは国民で，大部分の国民は健康です。「病気を患っていない健

康な人が，病気になったときに受けたい医療を行う」ということも，目的になると思います。大多数の健康な人の集団を社会と言い換えるならば，目的は，「社会的要請に応える」ということになると思います。

　顧客についてまとめます。顧客の第一は患者さんです。第二は，患者さんの家族です。第三は保険者で，第四は納税者としての国民ということになります。

　それぞれの顧客の視点から医療の目的を考えます。まず疑いようのない事実として，医療はそれを求める患者さんに対して最善であることが目的の第一です。最善の医療を提供することは，患者さん，家族はもとより，保険者や，健康な国民も，求めているということは間違いありません。目的の第二は，医療は患者さんの要求に応えるだけではなく，社会的な要請に応える必要があります。社会から何を求められているかという視点で，目的を設定します。これは，主に，保険者の視点が中心です。例えば，保険者がスーパー救急病棟に求めているものは，診療報酬の急性期加算要件などに現れます。

　医療を求める患者さんに対して最善の医療を提供し，社会的要請に応える事業ができたと仮定しましょう。そのような組織，病院に，さらに求められることがあります。それは，その組織がシステムを維持して，事業を継続するということです。最善の組織であれば，それが長期間にわたって存続することは，患者さん，保険者，国民を含めた顧客全体にとっての利益であるばかりでなく，そこで働く従業員の利益でもあるはずです。組織を維持・継続するために必要なことは何でしょうか。私は，適切な収益を上げるということだと考えます。適切な収

益とは，コスト－ベネフィットやリスク－ベネフィットのバランスが取れた利益です。市場経済に従うのであれば，良い医療は需要が高く，必然的にサービスの価格は上昇するでしょう。市場経済では，サービスの担い手が価格をつけ，それが適正かどうかは「市場の見えざる手」，受給のバランスによって，調整されます。しかし，日本の医療保険制度では，医療機関が個々に自ら行う医療の値段を決めることができません。診療報酬は中央社会保険医療協議会（中医協）によって協議され，2年に一度改定されます。適切な収益を上げるためには，診療報酬で高い評価の得られる医療を提供すれば良いということになります。診療報酬上の評価の高い医療を提供することは，二番目に上げた，社会的要請に応えるということにもなりそうです。

　すると，目的は次の3つで良さそうです。

・目の前の患者さんに最善の医療を提供する……①
・社会的要請に応える医療を提供する……②
・組織が存続可能な収益を確保する……③

　この目的は，どれも同様に大切に見えます。

Ⅲ. 目的に優先順位をつける

　この3つの目的を達成することはそう難しくないように思えます。①の最善の医療を提供することは，社会から求められていることと一致しますから②を満たしますし，社会的要請に応える医療であれば，中央医療審査会の目が曇っていなければ，診療報酬でも評価を得ることができ，③の収益を上げやすくな

ると思われます。

　しかし，臨床では，そううまくいかない場合も多いのです。

　例えば，目の前の患者さんに最善の医療を提供するために，入院の適応がある患者さんを，すべて即日に入院させていったとしましょう。すぐに空床が埋まり，空床が少なければ少ないほど収益性は上がりますから，③の目的も達成できますね。しかし結果として満床になったとしたら，次にやってきた入院が必要な患者さんに対して，治療が提供できないということもありえます。他の病院に空床があれば，問題はないかもしれませんが，その病院が遠方であったりすれば場合によっては退院に支障をきたします。②の社会的要請を満たさないばかりか，入院が必要な患者さんに適切な医療を提供できないということもありえます。

　例えば，②を中心にサービスを考えたとしましょう。スーパー救急病棟では，病棟の患者さんの４割以上が新規入院という，運営上の要件があります。新規入院とは，入院前の３ヶ月以内に精神科病棟への入院歴がない患者と定義されています。入院後２ヶ月くらいで再燃して，入院が必要になる患者さんが発生し，その患者さんの入院を受け入れた場合，②の診療報酬上の要件にマッチしないということになり，社会的要請に応えられなくなります。また，スーパー救急病棟で新規でない患者さんは新規患者さんのおよそ３分の１程度の診療報酬しか得られませんから，収益性は著しく少なくなり，③の目的に対しても達成できなくなります。運営上の要件の趣旨は，できるだけ新規の患者さんを多く診療しなさいということでしょうから，新規でない患者さんを入院させてしまったがためにベッドが埋

まり，新規患者さんの入院ができなければ，診療報酬の問題以前に社会的要請に応えられないという事態が起こってくるかもしれません。ですから②を中心にサービスを考えた場合，新規でない患者さんの入院は断るということがありえます。この場合は①の"患者さんにとって最善の医療を提供すること"をあきらめることになるかもしれません。

　すべての場合に目的を達成することはできないかもしれませんが，目的を達成しやすくするために，目的には優先順位が必要です。私は，①〜③の順で優先されると考えています。①目の前の患者さんに最善の医療を提供することと②社会的要請が，矛盾する場合には，最善の医療を提供することを優先すればよく，②と③なら②を優先，①と③なら①を優先するのです。優先順位が決まっていれば，迷いを少なくできます。

　あるいは優先順位が決まっていないとすれば，時と場合によって，判断が異なるかもしれません。これは，インテグリティに達することはできません。ですから，目的は優先順位を含めて定める必要があるのです。

　①目の前の患者さんに最善の医療を提供する

　②社会的要請に応える医療を提供する

　③組織が存続可能な収益を確保する

　目的について，詳しく見てきました。目的が3つに固まり，それぞれの優先順位を設定しました。ではここから，私たちが日々，何をするべきか？という，もう少し具体的な"目標"を設定していきたいと思います。そこで，もう一度，顧客の視点を総合的に見て，私たちの病棟に求められている役割を検討してみたいと思います。

Ⅳ. 私たちの病棟に求められている役割

　社会から求められている役割は，施設によって違います。私たちのスーパー救急病棟に求められている役割は何でしょうか。スーパー救急病棟の要件を確認すると，①病棟患者の4割以上が新規入院であること，②新規入院患者の6割以上が3ヶ月以内に在宅に移行すること，③年間入院患者の6割以上が非自発的入院であること，④救急医療圏（第2ブロック）において，措置・緊急措置・応急入院にかかる新規患者の4分の1以上または30件以上を受け入れていることなどとなっています。この要件から，想定される役割は，次のようになります。まず①の要件は，新規入院でない患者さんを引き受けないという意味ではありません。退院後すぐに再入院をできるだけしなくて済むように回復してもらうという意味です。慢性的な症状のある患者さんを，短期間で退院，再入院させ急性期と偽ることがないようにする要件です。②は，漫然と長期入院にならないよう，社会的入院を防ぐという意味と，入院前のレベルに病状を改善させて社会に戻すという意味があります。③，④は比較的重症の患者さんを対象にするという意味です。緊急で入院が必要な患者さんを積極的に受け入れ，できるだけ短期間で退院させ，少なくとも退院後3ヶ月は再入院しなくて済むように回復させる，というのが私たちの役割になります。

　私たちの病棟が，地域で求められている役割があります。茨城県立こころの医療センターは，政策的に，平成19年4月から，警察官通報による緊急措置入院の，24時間365日受け入

れを開始しました。茨城県内には，休日・夜間に警察官通報を受ける精神科病院は，私たちの病棟以外にはありません。私たちの病棟から後方転送を引き受けていただけるような，公的なシステムもありません。特に休日や夜間に，私たちが受け入れできない状態は避けなければなりません。自傷・他害のおそれがあって，警察官とともに来るような重症な患者さんを，休日・夜間の受け入れができる体制を整備することが，私たちの役割になります。

　この求められている役割を整理すると，私たちが目指す最善の医療と，社会的要請を明確にすることができるでしょう。

　私たちが目指す最善とは，入院が必要になった患者さんが入院できることと，元いた場所にできるだけ早く退院できるということになるでしょう。このどちらが優先されるでしょうか。私は，目的①を根拠として考えます。目的①は目の前の患者さんに対してできる最善の医療を行うことです。入院が必要な人がいるからといって，回復が不十分な状態で既に入院中の患者さんに退院を迫るわけにはいきません。元いた場所にできるだけ早く退院させることで，次の患者さんのための空床を作ることができます。ですから，最も優先順位が高いのは，元いた場所にできるだけ退院させる医療ということになります。

　入院が必要な人が必ず入院できる体制を構築することは，むしろ，私たちに求められる社会的要請ということに近いと思います。入院が必要な人の中には，当然緊急措置入院が含まれます。このことは，政策医療としての視点からも，また，最善の医療を目指す視点からも，社会的な要請があると判断されます。必ず入院できるためには，常に空床がなければいけませ

ん。空床が常にあるということは，病棟の収益上はリスクのある状態です。病棟の主な医療資源である人員は満床をベースに配置されています。空床を作るということは，それだけ収入が減少し，効率が悪化することを意味します。このため，空床を作り過ぎないけれども，常に作るという相克的なことが目的になります。しかし，優先順位をつけていることがここで役に立ちます。収益を上げることは，最善の医療を行うことと社会的要請に応えることよりも優先順位が低いのです。ですから，空床を作って緊急に備えることを満床にして収益を最大化するよりも優先することができるのです。

　そして，組織が存続可能な収益を挙げることは，どのように考えられるでしょうか。これは診療報酬にマッチする医療を提供するということになります。これは，3番目の目的です。診療報酬にマッチするのが3番目というのは，重要なことです。ある治療戦略が，診療報酬にマッチしない場合であっても，目の前の患者さんに対してできる最善の医療することや社会的要請に応えるならば，その治療戦略を選択するという意思表示であるのです。最善の医療と社会的要請への応需が保たれるならば，最大限診療報酬にマッチさせる必要も同時にあります。

　もう一度，病棟の目的を設定します。

　①最善の医療：元いた場所にできるだけ退院させる医療を目指す

　②社会的要請への応需：適切な数の空床を確保する

　③存続可能な収益の確保：診療報酬にマッチする

　だいぶ具体的になってきました。

V. SMART な目標に落としこむ

　良い目標の立て方について，私が自分で使っていて，患者さんにもおすすめする考え方に SMART があります。スマートな目標を立てましょう。SMART はそれぞれ頭文字になっています。余談ですが，SMART な目標設定は，社会人になったばかりの頃に，ネットのビジネス専門サイトで見た記憶があります。自分でもよく使い，また，患者さんにも紹介して薦めたりしました。その後 10 年ほど経ってから，別のビジネス本で，スターバックス・コーヒーでも社員教育として使っていると知り，悔しく思いました。中学生・高校生の頃に，あるバンドがメジャーデビューしたときに，「インディーズの頃から知ってたし」みたいに言いたくなる感じです。

　SMART の頭文字はそれぞれ以下のような意味です。

　S は Specific，具体的であることです。具体的に何をするのか明快であれば，どう行動するかに直結できます。

　M は Measurable，測定可能であることです。測定可能な目標を設定することによって，目標が達成できたか確認しやすくなり，結果を測定できます。

　A は Achievable，達成可能であることです。達成がそもそも困難な目標を掲げても，成果は得られず，モチベーションは低下します。

　R は Result-oriented，結果重視です。目標を立てるにあたっては結果を重視することが重要です。

　T は Time-bound，期限が定まっていることです。期限が定

まっていなければ，いつの段階で評価して良いかわかりません。評価しなければ，成功か失敗なのかわからず，漫然と行動することになります。

　さて，今私たちの手元にある目標は前項までに，だいぶ具体的になっています。次は M，Measurable，測定可能な目標にしてみましょう。目標の①は，入院した患者さんを，元いた場所にできるだけ返すことです。入院したすべての患者さんについても，元の場所に返すことを目標にすべきと思いますが，100% 達成可能ではありません。現実的な最低ラインとしては，診療報酬上のスーパー救急病棟の要件に，「新規入院患者の 6 割以上が 3 ヶ月以内に在宅に移行」があります。数値化され，期限付きになっていることから，SMART の M と T を満たしそうです。しかし，この診療報酬上の要件を，最初から目標にするのは考えものです。この診療報酬の要件に過度にマッチし過ぎると，要件を満たさない患者さんを受け入れないということが起こりかねません。この要件は，あくまで，診療の結果の評価に使うべきで，目標とする場合には，必ず“最善の医療”という目的のもとで使うべきです。

　目標の②を数値目標とする場合には少し，手間がかかります。患者さんを断らずに受け入れるには，空床は多ければ多いほど良いですが，あまり多いと，収益に影響しますし，空床を確保するために入院を無差別に断ることは，最善の医療に反します。もちろん，比較的軽症な患者さんの入院を延期するということは，ありえます。適切な空床を考えるために茨城県より先行している東京都の救急システムを参考にすると，東京都精神科夜間休日救急診療事業では，東京都を 4 つのブロックに分

割し，各ブロック1施設，各施設4床の計16床の保護室を確保しています[71]。東京都の人口は1,335万人ですから，83万人に1床の保護室を空けています。茨城県の人口を296万人とすると，茨城県全体では3.5床の保護室で足りる計算になります。1日4床の保護室を用意することが，われわれの計測可能な目標になりそうです。

　SMARTのうち，もっとも重要で，しかも見失いがちな項目は，A, Achievable, 達成可能であることです。非現実的な過大な目標を掲げると，失敗が続くことになり，意欲が下がってしまいます。達成可能な目標を立て，期限を区切って評価し，実際に達成できれば次は少しだけ高い目標を設定するほうが，最終的な到達点は高くなると思います。患者さんに目標設定を進める場合には，特にこのことを強調します。結果を重視するには，目標が達成されたかどうか，きちんと検証することです。あるいは，検証を容易にするために，具体的（S）で測定可能（M）な目標を設定し，検証を実行するために，あらかじめ期限を区切る（T）必要があるのです。

　4床の空床を目標にしても，1床も空けられない，ということはありえます。この場合にはリスクを取ることになります。自傷他害のおそれのある患者さんを引き受けるにあたって，保護室の患者さんを，通常より早いタイミングで一般個室や他の病棟に移動するのです。回復の過程では，保護室で隔離し，刺激を遮断して静穏な環境を提供することが，急性期の患者さんにとって必要になります。保護室で落ち着いていた患者さんを，個室に出して他の患者さんと触れ合わせた途端に，調子が悪くなり，保護室に戻すと落ち着くということはよく経験しま

す。通常は，まず昼食の時間，看護師の目の届く範囲で，試験開放として，落ち着いていれば，徐々に開放時間を延ばすということを繰り返して，隔離を解除に持っていきますが，保護室が満床となってしまった場合には，そのタイミングを少し早めることになるのです。この場合，早めに出す患者さんは再度不穏になり，結果として退院が遅れるかもしれません。早めに出す判断をした場合のリスクの大部分を出された患者さんが負うのです。ベッドコントロールなど管理的な業務をしていると，どうしてもリスクを医療者が取っているように感じがちです。保護室に戻ることで，退院は遅れますし空床は確保できませんから，運営上のリスクを医療側が負うということも多少はあります。しかし，リスクのもっとも多くを，患者さんが負うということを忘れてはいけないと思います。

　空床の目標が決まると，他の数値目標も決めていきます。年間の入院数がだいたいわかっていれば，在院日数が決められますし，逆に在院日数が決まれば，年間入院数のキャパシティが計算できます。平成25年4月〜平成26年3月の入院患者数は365名でした。病棟のベッド数が40床で，空床を4床に設定すると，36床が稼働します。1つのベッドを365÷36=10.1人の患者さんが利用しますので，1年間365日を10.1で割ると，在院日数の目標値は36日になります。疾患や入院の目的によって，必要とする入院期間は異なります。統合失調症では概ね5〜8週程度で退院していることが多いようです。薬物依存症の場合には，DARCと連携して，解毒入院，休息入院が主な目的となりますので，1〜2週間くらいが入院期間になります。双極性障害の方は統合失調症の方より若干長いかもしれま

せん。

VI. コントロールできるものから

　ベッドを空けても空けてもすぐ埋まるということはよくあります。逆に，ベッドが空きすぎて稼働率が下がってしまうこともあります。入院は患者さんの病状によりますからどうしてもバラつきが出ることになります。少しでも安定させるためには，制御可能なところから制御していくことになります。入院数がコントロールできないとすると，コントロールできるものは何でしょうか……。退院数ですね。

　平成 25 年 4 月～平成 26 年 3 月の入院患者数は 365 名，退院患者数は 320 名でした。月に 30 人が入院し，27 人が退院，3 人程度は転棟する計算です。概ね週あたりの退院の目標は，30÷4=7 あまり 2。病棟の医師数が 3 人であれば，担当医師 1 人あたりでは，週に 2～3 人くらいが退院の目標となります。退院のコントロールに当たって重要なのは，できる限り「退院を同じ日に重ねない」ことです。退院日が重なると，病棟のスタッフの仕事も集中することになります。入院・退院や転棟など患者さんの移動があるときには，インシデントが起こりやすくなります。重ねればますますリスクは高まります。退院できる患者さんを，無駄に引き止めることは，最善の医療から離れますが，本人や家族と話して，退院の日を決める際に，他の患者さんの退院と重ならないように配慮することは，長期的には患者さんの利益に資すると思います。また，収益の安定のためにも，一度に退院させないほうが安全です。平均としては 1 日

1人入院があることになっていても，偏りがあるほうが普通です。一度に5人退院してしまうと，稼働率が一度に下がってしまい，しばらく病棟ががらがらの状態になってしまいます。コントロールできるところからコントロールしていく姿勢が大事です。

VII. 目標を検証する

　空床を1日4床確保することを目標にしたとして，それがどのくらい適切であったか，確認してみたいと思います。1日あたり入院数を横軸に，その数の入院があった日数を縦軸としたヒストグラムを描いてみました（図2.1）。平成23年では，入院がなかった日数が125日，1人入院が140日，2人入院が70日，3人入院が23日，4人入院が4日，5人入院が3日，6人入院が1日，それぞれありました。この年には，4床しか確保していなかった場合に，患者さんを断る確率は，4（日）÷366（日）×100 ≒ 1.1％です。幸いにも4床より多く空いていたために5人，6人のニーズに応えられています。平成24年では，

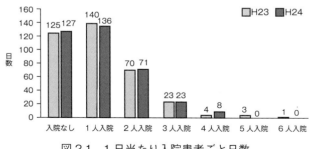

図2.1　1日当たり入院患者ごと日数

入院がなかった日数が127日，1人入院が136日，2人入院が71日，3人入院が23日，4人入院が8日，5人・6人入院した日は0日でした。この年は4床空けていたので100%断らなくて済んだと考えられます。しかし，実際に断っていないかは入院した人数からはわかりません。任意入院・医療保護入院レベルの比較的病状の軽い患者さんに入院を待ってもらっているかもしれませんし，5人，6人と入院希望があった場合には，他の病棟に入院してもらっているかもしれません。このへんの解析は病院全体から俯瞰しないとわからないかもしれません。ただ，実績からは，3〜4床の空床があれば，入院の必要な患者さんを概ね断らなくて済みそうという予測は蓋然性が高いと思われました。

VIII. Diversity

　これまで書いてきたことは，病棟運営に関わる私の目的とか目標とか方針といったものです。実は私はこのようなことをあまり同僚ないし後輩に対して，具体的には話していません。何らかの形で，方針があるということと，結果としてのインテグリティは必要です。しかし，あまりかっちりとは共有していないのです。これは結果的には良かったかなと思います。リーダー的，指導的な立場にある場合に，あまり具体的で強固な方針を打ち出してしまうと，方向性が偏ってしまいます。病棟で共有することで，病棟全体のインテグリティは高まると思います。しかし，ある患者さんに対して，主治医が交代することは原則ありません。ですから，主治医間での方針の差異はそれ

ほど患者さんに影響しないと思われます。治療法については，原則的に主治医間の差異はないことになっています。診療報酬は，どんなベテランでも，あるいはルーキーでも，同じです。上手か下手かによって診療報酬が変わることはない，というよりは，そもそも治療に大きな差異がないという前提があるのです。差異があるとするならば，治療内容でなくて治療方針ということになります。

　他の医師とあまり共有していない治療戦術に，私の場合ですと，入院中の作業療法の利用があります。患者さんが退屈している場合に，要望があれば，作業療法に行ってもらうという先生は結構多いように思います。私の場合は，急性期での作業療法は，病棟内で行うものは許可しますが，病棟外の作業療法室で行うものは原則不可としていました。理由は３つあります。１つは，病棟外に作業療法に出すと閉鎖病棟から出ることになるために，離院のリスクが高まるからです。その間の患者さんを見守る職員の目は，短期間の外泊における家族の目より少ないと見積もられます。ですから，院内の作業療法に出る前に，家族と外出や，短期間の外泊に出ることを薦めます。日程の調整が必要ですので，その間は病棟内での療養になります。この期間には，患者さんから強く希望があっても，作業療法に出すことはありません。２つ目は，退屈することが重要だと考えるからです。退院した後，しばらくは自宅療養を薦めます。この間，まったく退屈せずに過ごすということはありません。必ず退屈な時間があるのです。この退屈な時間をやり過ごすことができないと，生活に支障をきたすと思います。また，病状が悪い間は，退屈を退屈したままにやり過ごすことができません。

うつ状態であれば，悪いことばかり考えて，退屈している暇は
ありませんし，躁状態であれば退屈を我慢して落ち着くことが
できません。被害・関係妄想が強ければ，常に周囲に対して警
戒していますから，退屈を感じることはないでしょう。退屈を
退屈なままに過ごせるということは，病状を把握し，退院後の
生活を安定して過ごすために重要であると考えています。3つ
目は，入院生活に慣れすぎることへの警戒です。病院では困れ
ば職員が話を聞いてくれます。ちょっとしたことであれば，外
来のように，予約の必要はありませんし，順番を待つことはあ
りません。便利です。食事の心配もありませんし，施設のよう
に当番もありません。この上，退屈しのぎもあるとしたら，退
院する意欲が削がれてしまうかもしれません。あるいは，退院
した後，すぐに入院したくなったりするかもしれません。自閉
的な傾向を持つ統合失調症の患者さんでは，入院を続けたくな
る方もいるのです。また，退屈を理由に作業療法を希望する患
者さんは，退院後には，作業療法よりもやりたいことがたくさ
んあって，外来では作業療法を継続しない印象があります。退
院後に，どのような生活をおすすめするかという，退院後の外
来治療の方針にも関わりますが，このような3つの理由から，
原則的には入院中の作業療法室での作業療法は許可しませんで
した。作業療法を許可する場合は，以前から定期的に作業療法
に通っており，退院後も継続が見込まれる方と，退院後ぜひ作
業療法に通ってほしい方です。この場合も，1回目の外泊が終
了後に期間を決めて作業療法に参加していただくようにしてい
ました。報酬上はできるだけ作業療法に参加していただいたほ
うが良いかもしれませんが，急性期の場合には作業療法に参加

させすぎないほうが良いと考えていました。

　このような，治療方針の医師間での相違は，患者さんにとっては不公平に映るかもしれません。しかし，治療方針は，本来，画一的でないものです。主治医の考えに沿って，立てられて良いものと思います。患者さんの意見を取り入れることは重要ですが，患者さんの言いなりでは良い医療にはならないと思うのです。あるいは，リーダーとしては，治療方針を強固に固定しすぎないことによって，多様性 diversity が生まれると考えています。同じチームの中に，差異があり，視点の違いがあることによって，組織として大きな間違いを犯すリスクを減らせるのです。複数の視点があることで，組織やグループは，複数の方向性を持つことになります。複数のベクトルが合成されて，もっとも合理的な方向に組織が向かっていくことが，理想です。ベクトルが単一である場合のほうが目的に向かう速度は早くなるかもしれませんが，間違いが多くなるよりは，ベクトルが多様であるほうがメリットは大きいと思います。ベクトルが釣り合って，停滞することもあるかもしれません。停滞したときには，リーダーが方向性を示し，メンバーはリーダーを尊重するという，単一的なベクトルが必要になるでしょう。しかし，リーダーは，常に反対意見や少数意見に耳を傾ける必要があります。後に広く常識となるような優れた意見であっても，それが偉大なブレークスルーであればあるほど，最初の段階では，少数派です。将来に大きく育つ小さな意見を潰さないために，多様性を意識的に維持することがリーダーにとって重要な資質です。多様性 diversity を持つことは，異なる意見を持つことに対して寛容であることであり，すなわち，社会的少数派

minority である精神障害を持つ人を顧客として持つ精神科医にとって，必要な資質でもあるのです。

IX. 精神科治療の戦略と戦術を究める

　病棟の目的や方針は，精神科としてインテグリティを持った医療を行っていくために必要ですが，これだけでは目の前の患者さんにどうしたらいいのかわかりません。個々の患者さんに対して，どのような治療を行っていくかということを考えなければなりません。ところで，"戦略的に"という表現を，よく耳にします。戦略とは何でしょうか。"戦略的"という言葉が広く使われるようになって，言葉自体の定義や意味が拡散しています。戦略や戦術は，もともとは軍事用語です。軍事用語としての戦略は，実際の戦闘が始まる前に，自軍が優位に立てるように調整することで，実際の戦闘における行動は戦術として捉えられます。いつから戦闘とするかの定義によって戦術と戦略の境界はあいまいで，定義として十分ではありません。治療における戦略は，実際の患者さんがいらっしゃる前に，最適な治療が行えるように，思考し，準備することと，私は定義したいと思います。この項でのインテグリティや目標設定は，私にとっての戦略に当たります。何を重要視するか？によって，戦略は人によって大きく変わるかもしれません。あまり参考にならないこともあるかもしれません。

　戦術については，第Ⅱ部で扱います。治療の"戦術"は，実際に個々の患者さんを診療している中で取りうる行動の選択肢です。戦術は戦略によっては使えなかったりすることもありま

すが，むしろ一般化しやすい，明日から使えるテクニックかな
とも思います。自分なりの戦略を元に，戦術も活かしていただ
ければ幸いです。

第Ⅱ部

戦術編

3 たとえ平凡でも人の人生を 読むのは面白い[5]？

〈生活歴・病歴聴取の半構造化〉

　戦略に基づいて，実際に患者さんに治療を実施する，「戦術」について述べます。とくに，精神療法については，また，各流派の精神療法をメタ的に考えることで特定の流派によらない"いいとこ取り"を目指してみました。

　精神科医療では，現病歴が"上手に"書けるかどうかが，その後の治療の成否に関わるといっても過言ではありません。精神科の場合は，検査で定量的に直接診断ができることはありませんし，DSM のような操作的な診断では症状がいくつか揃えば診断ができますが，臨床上は，縦断的な経過を追わないと診断が定まらない場合も多くあります。また，精神科の疾患は，長く付き合う必要のある慢性的な経過を取ることも多いものです。患者さんやその家族の記憶も時間とともに曖昧になり，初発時の症状などの情報は，書き留めておかなければ徐々に失われていきます。時間の経過とともに，症状が変わってしまい，統合失調症なのか認知症なのかわからなくなったり，医学の発展によって診断基準そのものが変化したりした場合には，初期の情報が重要になることもあります。例えば，近年，発達障害

の診断が拡大していく中では，統合失調症と思われていた患者さんの病歴の中に，後から考えれば発達障害の傾向が見られるということもあります。このような場合に，過去の担当医の書いた，患者さんの人生が浮かび上がるような"上手な"現病歴に出会うとき，先達への尊敬の念に堪えません。長い病状経過の中では担当医も変わることもよくありますから，時間の経過に耐える病歴が取ってあることは患者さんの治療の質に関わります。

　また，病歴を取ることに治療的な意味を見出すこともできます。しっかり病歴を取った患者さんから，「こんなに話を聞いてもらったのは初めて」などと喜ばれ，患者さんとの信頼関係が生まれることもあります。

　病歴が過不足なく書けることは，必須の技術であると言えます。しかし，よく話を聞けばいいというだけでもなく，限られた時間で，適切に情報収集してまとめることも重要です。

　ざっくりと病歴を聞いて，その後に面接を重ねる中で生活史などを少しずつ埋めていくという方法もあり，ベテランの開業医の先生の中には非常に上手に病歴のもとを積み重ねて再構成される方もいますが，半年から1年で転勤になるかもしれないという若手勤務医の場合には，できるだけ多くの情報を初回で集めたいものです。

I.　上手な病歴とは

　上手な病歴は，読んでいると患者さんの様子がありありと目に浮かぶものです。精神科の基本は記述現象学ですから，患者

さんの言葉だけでなく，表情や態度なども所見としてありのままに記述，記載することが目標です。患者さんの言葉は，精神科用語のみに置き換えることは極力控え，できるだけ患者さんが言ったセリフをそのまま記載できたほうが良いと思います。例えば，「気分が落ち込んでいた」「近所の人，みんなからいつも嫌がらせをされていた」などの訴えを，「抑うつ気分」「被害妄想」などと精神科用語のみで記載して具体的なセリフの記載がないと，あとで見たとき，何をもって被害妄想としたのかわからなくなることがあります。10数年を経て再受診した患者さんに病状を尋ねる場合に，「以前は近所の人から嫌がらせを受けていたことがあったみたいだけれど，今はどうですか」と聞けるほうが，現状を知る手掛りになったりします。

　記載法として，細かいことですが，患者さんの主観的事実なのか，比較的客観的なものかをわかるようにすることも必要です。患者さんだけが言っていて，家族などから客観的な保証が得られなければ，"「～」などという"のような形で書くと理解しやすくなります。例えば小学生時代にイジメにあっていたという内容を記載する場合に，

　「小学生時代にイジメにあっていた」

とだけ記載すれば，これは客観的事実として，親や学校の教師が認めていたことになりますし，

　「小学高学年頃に，イジメにあっていたという」

という記載であれば，患者さんの主観的事実であって実際は被害妄想かもしれないというニュアンスが表現できます。

　だらだらと話し続け，どこで切っていいかわからない患者さ

んもいます。それが性格的なものである場合は，話をさえぎられ慣れており，適当にさえぎっても気分を害したりしないことが多いので，バッサリ切ることも大事です。慎重に行うならば，「そういう状況ではさぞ大変でしょうね，ところで」など共感的な枕詞を置いたり，「その話は後で聞きますが，ここでは〜について話してください」など先延ばしにしたりする技法があります。

　自分の感情が，患者さんの状態を知るヒントになることがあるのでたまに意識して評価できると良いと思います。このときの感情は，患者さんの言動によって惹起されたのか，ほかの要因か（時間が押しているとか，腹が減ったとか）十分に検討する必要があります。精神療法のセルフ・モニタリングの項（p.134）でも述べていますのでご参照ください。

II. 予診の流れ，半構造化

　以下，簡単に，予診の流れを例示します。病歴の取り方は，大体は予定通り行きませんが，ある程度構造が決まっていると，間違いが少ないのも事実です。参考までに。

1．前置き

　「今の症状やこれまでの経過，病気と直接関係がないかもしれませんが○○さんの経歴や，どの患者さんにもお尋ねしていることなどについて，お聞きします」

　幻聴など病的体験の明らかな訴えのない患者さんにも，幻聴の有無を尋ねることは必要です。前置きがあると，スムーズに

第3章　たとえ平凡でも人の人生を読むのは面白い？　　51

聞けると思います。前置きがないと，場合によっては「キチガイ扱いしやがって」などと怒られることがあります。

● **主訴**
「今日病院へ来た理由は何ですか」
「どんなことに困っていますか」

オープンクエスチョンで始めるのがセオリーです。話がまとまらず，書き留めるのが難しかったりする患者さんもいて，あまり長いとうんざりしかねませんが，5分くらいは患者さんに自由に話させてみることを推奨します。

あまり発語の少ない患者さんでは，1分間くらいは沈黙に耐えてみることも必要かもしれません。この際に，付き添いの家族などが口を挟む場合もありますが，「ご家族には後で話を聞きます」などと，あえてそっけなく制することで，患者さんが話し始めることもあります。本人には来院する理由がないけれども，家族が困って来院している場合も多いので，次に家族にも困っていることを聞きます。この際に，可能であれば，"チアリング"戦術（p.162）で，患者さんが来院した，という事実を褒めておくと良いです。

2. 現病歴
「いつからその症状がありますか」

現病歴では時系列が大事になるので，"いつ"ということは，逐一チェックしておいたほうが良いです。確認しないといつの間にか戦前の話をし始めたりするおばあちゃんもいます。

「症状の原因はどのように考えていますか」

「症状が出始めた頃，何か変わったことはありましたか」

　患者さんの疾病モデルを聞く質問です。モデルが語られる中で，うつを主訴として来院した患者さんの被害妄想や幻聴が明らかになったりすることがあります。

「以前にも同じような症状があったことはありますか」

「最初に症状が出たのはいつですか」

　過去の症状についても，時系列に沿って書くために，いつ頃の出来事かを確認します。

「同じ症状で，どこか別の医療機関を受診しましたか」

「精神科や心療内科の受診歴はありますか」

　治療歴が今後の治療のヒントになることは大いにあるので，過去の治療歴も重要です。

3. 生活歴，家族歴

「ここからは，来院されたどの患者さんにもお聞きしていることを質問します」

「出身はどこですか」

「きょうだいは何人いますか」

「今同居しているのはどなたですか」

　治療を進めていく上で，サポートがどのくらい期待できるかを推し量ることができます。出身地に近いほうが，親類が近くにいたりして，サポートを得やすいことが多いと思います。若年発症ですと親世代が支援の主体となって治療が開始されます

が，長期の経過で患者さんが中年に差し掛かると，親世代は高齢になってサポートは弱まります。このときに兄弟姉妹がいると，たいへん助かることも多くあります。サポートが弱まることによって，患者さんの家庭での役割が増えて，かえって安定することもあります。

「家族や親戚の方で，精神科，心療内科に通院していた，入院したことがある方はいますか」
「自殺された方はいますか」
精神的負因を尋ねます。

「お母さんのおなかの中にいるときや，生まれるときに何か異常を言われたことがありますか」
「生まれてから，小学校へ上がるまでの間に，歩き始めが遅いとか，話し始めが遅いとか言われたことがありますか」
「ヒーローごっこやままごとなど，集団でごっこ遊びをしましたか」
「恐竜や電車など，何か特定のものにこだわったり，集めたりしたことはありますか」
胎生期，出生，発達の異常を聴取します。発達障害圏の診断の拡大に伴って，重要な時期になります。発達障害圏の患者さんでは，ごっこ遊びなどができなかったり，収集癖，こだわりがあったりすることがあるので，この2つくらいは聞いておいても良いと思います。人見知りがあったかどうかを聞いても良いかもしれませんが，本人にはわからないことが多いと思います。

「小学校，中学校では何か変わったことはありましたか」
「中学時代の成績はどうでしたか」
「良いほう，普通？」
「中学卒業後はどうしましたか」
　その後も，不登校，中退などは重要なライフイベントです。もし認められれば，何がきっかけか，どのくらい続いたか，など細かく状況を確認したほうが良いです。また，興味などを評価するために，部活は何をしていたか，放課後は何をしていたかなども聞けると良いと思います。中学の成績は，公立であれば比較的知的能力を反映しやすいと思います。

「高校ではどうでしたか」
　高校でも，アルバイトや部活，学校の成績などを聞くと良いです。

「放課後はどう過ごしましたか？」
「不良仲間とか，暴走族の友達がいたことがありますか」
「補導されたりしたことはありますか」
「タバコ，シンナー，覚せい剤や大麻，危険ドラッグなどの使用歴はありますか」
　違法薬物や非行など触法行為については，高校生頃から出現する場合が多いので，高校時代の様子と一緒に聞くことが私の場合には多いです。

「高校卒業後はどうしていましたか」
　大学などに進学していれば，その頃の出席状況，所属してい

たサークル，アルバイトなどを聞きます。就労していたようであれば，

「その仕事はいつまで続けましたか」

と続けます。職歴で失業などがあれば，そのときの状況や理由を具体的に尋ねます。「人間関係で」退職が多い場合には，精神的なトラブルを抱えることもあるので注意が必要です。退職していれば，

「次はいつから，どんな仕事をしましたか」

次の仕事までかなり間があるようならその間の暮らしぶりも尋ねておきます。

職歴が診察時につながるまで，繰り返します。

「何か薬を飲んでいますか」

「持病はありますか」

「かかりつけの医者はありますか」

「入院したり，手術をしたことはありますか」

「薬を飲んで赤いぽつぽつができたり，アレルギーといわれたりしたことはありますか」

身体疾患についても，忘れずに尋ねます。糖尿病，高血圧など生活習慣病についても，治療薬に相互作用があったり，副作用で関連したりすることがあるので，確認しておくと良いと思います。

「精神科の病気にかかったことがありますか」

「その病気にはどのような症状がありますか」

やや侵襲的な質問です。明らかに病的な症状のありそうな人

に尋ねる場合には，病識にかかわる質問です。

躁状態，幻覚妄想状態など病識を伴わない病像では，具体的に症状を聞かないと，訴えないことも多くあります。

4. 初診時現症

「自分の性格はどうですか，内気なほうですか社交的なほうですか」

あえて内気と社交的に二分します。どちらと答えてもまったく問題はなく，次の質問へのつなぎです。

「内気な人では，バスとか，電車など知らない人がたくさんいる場所に行くと，人から見られていると，緊張したり，困ったりする方もいますが，○○さんの場合はどうですか」

被注察感については，このように内気な性格とからめると聞きやすいです。

「一人でいるときに，見られている気がしますか」

注察妄想についての質問です。

「知らない人から，うわさされることはありますか」

幻聴や被害・関係妄想について尋ねています。

「他の人から，嫌がらせをされたり，陰謀をめぐらされたり，いじめられたりすることがありますか」

被害妄想についての質問です。「いじめ」は，病気でなくてもよく聞かれる訴えです。「いつもいじめられる」「どこでも嫌

第3章　たとえ平凡でも人の人生を読むのは面白い？　　57

がらせをされる」など頻度が高いようだと，病的体験が疑われ
ます。

　「秘密にしていたり，自分しか知らなかったりすることを，い
つの間にか他の人が知っていることはありますか」
　自我漏洩体験，思考伝播，思考察知などを尋ねています。

　「他の人にはない，特別な能力や才能はありますか」
　誇大性を聞いていますが，同時に幻聴や憑依体験など病的体
験が出てくることもあります。

　「特別な能力として，霊感が強いとか，テレパシーとか，超能
力とか，そういうものはどうですか」
　構想伝播，思考吹入など，前の質問と続けて聞くと，スムー
ズです。

　「奇妙な体験をしたことがありますか」
　病的体験にかかわる，オープンな質問です。

　「他の人が聞こえないようなものが聞こえるとか，他の人が見
えないものが見えるとか，そういうことはありますか」
　幻覚にかかわる質問です。少し侵襲性は高い質問です。

　「TVやラジオが自分に関係のあることを言っていることがあ
りますか」
　TV体験，関係妄想にかかわる質問です。最近はインター

ネットなどからの被害を訴えることがあります。この場合は，テレビなどの放送と比べて，患者さんと相手が個別的で双方向的なので，病的体験の判断が難しいことも多いです。

「考えていることが聞こえてくることがありますか」
考想化声も聞かなければ出てこないことが多い体験です。

「気分が，盛り上がっている状態が続いたことはありますか」
高揚気分についてです。抑うつ的な方の場合には，「最近は落ち込んでいるようですが，逆に，」などと枕詞を入れても良いかもしれません。

「眠れないのではなくて，眠らなくてもいいような気がしたことはありますか」
睡眠欲求の減少に関する質問です。

「気前が良くなって，普段しないような高い買い物をしたり，浪費が続いたりすることがありますか」
衝動行為，高揚気分などにかかわる質問です。

「周りの人がのろまに見えるとか，自分がなんでもできるとかそういうふうに感じることはありますか」
優越感，万能感に関する質問です。

「悲しくなって，泣いてしまうことがありますか」
悲哀感に関する質問です。

第 3 章　たとえ平凡でも人の人生を読むのは面白い？　　59

　「自分を責めたりすることはありますか」

　「何か，悪いことをした，自分は罪深いなどと考えてしまうことがありますか」

　「自分を傷つけたくなったり，死にたくなったりしてしまうことがありましたか」

　希死念慮を聞く場合に，自責感から始めて，徐々に希死念慮に近づいていくと聞きやすいと思います。

　希死念慮がある場合には，具体的な方法を考えたことがあるか，遺書を用意しているかなど，自殺企図への切迫性を追加して尋ねます。

　病的体験は，有無を尋ねて，「ある」場合には，具体的にどんな状況でそういう体験が起こるか，またその体験がいつぐらいからあったのか，どのくらい続くのか，なども尋ねて具体的に記述しておくと良いと思います。

　「こだわりはありますか」

　「手を何度も洗うとか，鍵を何度も確認するとか」

　強迫行為，強迫観念は疾患横断的に出現する症候です。強迫性障害のほか，うつでも，統合失調症でも出現することがあります。自我違和性が強く，苦痛に思う患者さんが多いので，たいていは，冒頭のオープンクエスチョンで出てきていると思います。

　「日常の生活について聞きます」

　「朝は何時くらいに起きますか」

「次は何をしますか」

「昼食は何時頃ですか。誰が作りますか」

「午後は何をしていますか」

「夕食は何時頃ですか」

「誰と食べますか」

「食後，寝るまでは何をしますか」

　平日と休日で分けて聞くことが多いです。無職の方の場合は，普段の日だけ聞きます。

　していることは，大体は，テレビを見る，新聞を読む，家事，散歩，ボーとするという方が多いです。若い方では，ゲームとスマホ・パソコンなどが入ります。これ以外のことをしている方は，割と活動性は保たれています。

「ニュースは見ますか」

　外界に対する興味が保たれているかをみる質問です。テレビ，新聞，スマホ・パソコンなどを見ていない人でも尋ねてみて良いと思います。

　見ている場合はどんなニュースを覚えているか尋ねます。

「何でも良いので覚えているニュースを教えてください」

　注意力，集中力を見ます。これを判断するには自分もニュースをある程度把握しておく必要があります。

「どんな番組（サイト）を見ますか」

　興味の範囲を調べます。発達障害圏ではかなり狭い範囲に限定されます。

「最近買った本（ゲーム）は何ですか」

　興味の範囲に沿って，興味や活動性が保たれているか質問します。病的な状態では，あまり新しいものは買っていなかったりします。ひきこもりの患者さんは，ゲームとライトノベル・マンガなどが得意ジャンルのことが多いです。このジャンルは私も得意なので結構話が合います。

　予診はこれで終了し，まとめて，現病歴を後で書いていくことになります。実際の臨床では，この後，暫定的な診断などを話し，処方したり検査をオーダーしたりして，次回の予約をして，初診が終わります。

III.　聞きにくいことを聞くテクニック

　病歴を聞いていく中で聞きにくいなと感じることがあります。このようなときによく使うテクニックが2つあります。

　1つは，フット・イン・ザ・ドア・テクニックです。フット・イン・ザ・ドア・テクニックは，セールスマンが，訪問販売するときに，ドアの隙間に足をはさみこんで話し始め，徐々に会話に引き込んで，ドアを開かせてゆくというものです。これは，より抵抗の少ない話から始めて，徐々に侵襲度の高い質問に進んでゆく方法です。これまでの問診の中でのテクニックで言えば，注察感を聞く前に，性格が内気か社交的かどうか聞くというのは，このテクニックです。希死念慮を聞くときにもこのテクニックが使えます。例えば，「死にたくなりますか？」といきなり聞くよりも，気分の落ち込みや自責感を尋ねておい

て，それから，「そういう状況では死にたくなったりする人も
いますけれども，あなたの場合はどうですか」などと尋ねる方
法です。「他の人の場合にもよくあることですが」という枕詞
は，同調圧力が強い日本社会の場合では，尋ねにくいことも尋
ねやすくなると思います。

　2つ目は，ドア・イン・ザ・フェイス・テクニックです。顔
にドアを突っ込むというのは，イメージ的にわかると思います
が，相手の顔に当たるぐらいの勢いでドアを開くような乱暴な
やり方です。少し行き過ぎた質問をすることで，相手は，「自
分の場合は，そこまでは悪くないけれど」と思いながら，話が
しやすくなるというテクニックです。過食嘔吐が疑われる場合
に，「食べ過ぎて吐くということがありますか？」という質問
ではなく，「どのくらい吐きますか？　1日何回くらい？」な
どと聞きます。患者さん側では，「1日何回もは吐かないけれ
ど，週に2，3回吐いちゃいます」などと言ってくれたりしま
す。

　生活歴の高校頃のルーチンの質問で「タバコ，シンナー，大
麻，覚醒剤などを使用したことがありますか？」と聞いたとき
に，「付き合い程度で少し」と答えてくれた方がいました。「付
き合いで何を使ったんですか？」と聞いて，せいぜい喫煙くら
いだろうと思ったら，「付き合いでシンナーを少々」などと返
されたことがあります。ちなみに「不良仲間がいるというわけ
ではない」と言っていました。地域によって"不良"の定義も
幅があるみたいです。私の感覚では，付き合いでシンナーは
行き過ぎだと思いましたが，「シンナーとか，違法薬物とか，
使ったことないですよね？」などと弱めに質問していたら，出

てこなかったかもしれません。

　聞きにくいことを聞く場合に，遠慮して，恥ずかしそうに聞くと，相手も答えるのが恥ずかしくなってしまいます。私の学生時代に，臨床実習で婦人科を回ったとき，10代の女性に，「妊娠している可能性がありますか」という質問を聞きそびれたことがあります。問診票には，妊娠の可能性はないと書かれていたので，そのままにしたのですが，当時，指導してくれた女性医師に，どうして確認していないのか，と質問されました。聞くのが恥ずかしくて，聞けなかったと答えたところ，仕事で聞くんだから恥ずかしいというのはおかしいと，指導していただきました。まったくそのとおりだと思います。一方で，聞くのが恥ずかしい感じがするというのも大切な感覚だと思います。自分が恥ずかしいと思うとき，相手も恥ずかしがっているかもしれないからです。聞きにくいことを，当たり前のように聞くということと，患者さんにとって言いにくいことであることに共感し，理解するということとは，両立する必要があると思います。

Ⅳ．病歴の実際

　ここで実際に，研修医の先生に書いてもらった病歴を見ていただきます。

　【主訴と現症の要約】　今年1月頃から，隣人の大麻・覚せい剤のにおいがし，そのため，気分不良，失神などを繰り返す。盗聴，盗撮されている

【病前性格】 おおざっぱ，ルーズ

【最終学歴】 高校卒

【既往】 重症筋無力症（25歳～，プレドニンなど），子宮がん，過換気を伴うストレス障害（Aクリニック，抗うつ薬，安定剤）

【生活歴および現病歴】 今年1月頃から上記症状を認めた。5月頃からにおいは感じなくなったが，エアコンの隙間から流れ込んできていると確信し，その後倒れたり，動悸がしたりする。また盗聴器が作動する"キーキー"という音が聞こえ，ブレーカーを切っても音がし，隣人に操作されているという。テレビを見ているときに突然画面が白くなったり，家の電気を消されたりされる。隣人は20代の男子学生だが面識はない。幻聴幻覚ではないと訴えている。

現在までに何度も失神しており，7月23日も同様の訴えで，救急病院を受診してレンドルミン®を処方され帰された。家に帰るとまた麻薬のにおいがしたりするので，水戸のホテルに2日間は泊まっている。ホテルではにおいはしないとのこと。

食欲減少（3月10日頃から），睡眠は2～3hr/day。下痢（+）。警察にも調べてもらったが，何もなかったとのこと。考想伝播（-），考想奪取（-）。

　まず感想としては，とてもよく患者さんの言うことを聞いたなーということです。この患者さんは，軽度の思考障害があるようで，話しぶりはしばしば取りとめなく脱線し，冗長で，時に迂遠でした。怒ってはいないものの，一方的に制止も聞かず

に話し続けることも多く，これだけまとめるだけでも大変だっ
たと思います。これだけでも，幻覚・妄想については，十分に
存在が確認できそうです。しかし残念なことに，現症であると
ころの患者さんの訴えに偏ってしまっています。次に，私が問
診してまとめなおした病歴を示します。

【主訴】　覚せい剤が使われていることを確かめてほしい
【家族遺伝歴】　否定
【生活歴】　3人姉妹の二女として出生。胎生期・出生・発
達に異常を指摘されていない。県立高校を卒業後，ホームセン
ターに就職。22歳時社内恋愛の末，結婚。退職して出産
し，1子もうけた。23歳時離婚（詳細不明）。設計事務所で
事務職として働くようになった。このころより同棲生活を送
る。25歳，重症筋無力症を発症，ステロイドの内服を開始し
たという。30歳時「結婚はないとわかった」と，同棲生活を
解消。筋無力症の症状が強かったといい，短期間のアルバイ
トを転々とするようになった。32歳時より，生活保護を受
けることとなった。35歳時に母，39歳時に父を亡くしてから，
姉妹とはトラブルになったといい，疎遠になっている。
【現病歴】　生活保護を受けるようになり，X-11年（34歳），
団地に入居した。X-10年（35歳）団地の住人に新興宗教の
会員が多く，勧誘を受けることがあり，断ったところ，「『な
んだろうあのひと』などと噂を聞こえるように言ってくるよ
うになった」という。また，生ごみを家の周りにまかれたり，
団地内の連絡網が自分だけ回らなかったりと，嫌がらせを受
けるようになったという。転居したいと生活保護担当に申し

出たが，なかなか受理されず，X-5年（40歳）に同じ市内の別のアパートに転居した。このころ，過呼吸で救急病院を受診することが続き，不眠も認められたため，Aクリニックを受診。X-3年（42歳）まで通院し，自己中断した。X-1年（44歳），隣に若い男性が転居してきた。X年1月から「隣の部屋から変なにおいがする」と言うようになり，気分不快，頭痛，めまい，下痢などを訴えて救急病院の神経内科などを受診するようになった。「大麻や覚せい剤のにおいがする，エアコンの隙間から流れ込んでくる」「壁に近づくと盗聴器が作動する音が聞こえる」などと言い，「隣人が大麻や覚せい剤を使用しているから逮捕してほしい」などと，警察に訴えたという。X年7月（45歳）「症状のため自宅では生活できない」と言い，ホテル住まいを始めた。「警察には現行犯でないと逮捕できないと言われたので，私を検査して覚せい剤が使われていることを確かめてほしい」などと言い，X年7月25日当院を初診した。

【初診時現症】　独歩で来院。色白でやや満月様顔望。物腰は柔らかく，礼節は整っている。もったいぶった口調で話し，しばしば回りくどく冗長，迂遠。隣人にはついては語気を強めて被害的に語り，隣人の覚せい剤使用については，確信して訂正ができない。「壁の向こうからは『ほらな，わかるだろう』などと声が聞こえる」「TVの画面が突然白くなったり，部屋の電気が消えるなど隣から操作されている」「私の行動に合わせて，隣もカタカタと音を立てる，監視されている」「スーパーで携帯で話している隣人を見た。スーパーで待ち伏せして，そのことをどこかに報告している」などと語る。

第3章　たとえ平凡でも人の人生を読むのは面白い？　　67

　患者さんは独歩で来院していますから，言動の裏を取ること
は難しいところはあります。生活歴を聞いてわかるところは，
その生活水準が徐々に下降しているというところです。本人は
病気のためと言いますが，就職，結婚して子どももうけた方
が，生活保護を受給するようになります。被害的言動がこれま
でも見られ，対象は拡大したり移り変わったりしています。23
歳で離婚した頃が屈曲点と思われ，徐々に進行している過程が
わかりました。現症としては，幻聴，被害・関係妄想，注察妄
想などが明らかでした。また，冗長・迂遠であるなど軽度のま
とまらなさを認めており，思路障害も認めました。プレドニン
を内服しており，ステロイド精神病は鑑別にあげなければなり
ませんが，横断的にも縦断的にも統合失調症が強く疑われると
思われました。診断には直接かかわりありませんが，周囲のサ
ポートは低下し，ほぼ生活保護担当だけになっているというこ
とも，治療を進めていく上では重要な情報です。

　このようなまとまらない患者さんの場合には，適切に患者さ
んの言葉を区切って，時にさえぎって必要な情報を聞き出すこ
とも大切です。

V．まとめ

　精神科の診断，治療の基礎となる，病歴の聴取について述べ
ました。病歴をよく聞くことそのものが，患者さんにとって
は，「よく話を聞いてくれた」形になって，治療関係を良好に
することもあります。精神科の疾患の多くが長期に渡る治療を
必要とすることを考えると，一人の医師が，同じ患者さんを長

期に診ることは困難です。治療というリレーを円滑につないで
ゆくために，病歴の聴取は，精神科医療の中でも基本的で大切
な技術ですので，しっかり身につけたいものです。

"適切な"薬物を選択するには？
〈薬物療法の戦術〉

　薬物療法は，私たちがメインにしている治療法です。どのような薬剤を選択すべきかについては，アルゴリズムやガイドラインがたくさん出ていますので，まずはそちらをご覧いただくのが良いと思います。それでもさまざまなバリエーションがあります。大抵の場合，いくつかの選択肢が示され，主治医の裁量を残す形となっています。ここでは，私の好みの薬剤の使い方について書いていきます。多様性が重要と思いますので，違う意見をお持ちの先生方も多数いらっしゃると思いますが，ご容赦ください。

I. 暫定診断での治療

　治療は本来であれば，診断をもとに行うべきものです。しかし精神科の診断は，たいてい，ある程度の経過を見てなされるものですので，治療の最初期の段階では，暫定的な診断で，治療を開始することになります。
　あらゆる精神症状において，まず，身体的な要因からの精神症状を考えます。従来診断では，外因性，内因性，心因性と精

神科的な疾患を分類しましたが，その外因性にあたるものです。最近はインターネットも普及して情報があふれています。自験例では，自ら"パニック発作"と訴えて救急要請したものの，自力で病院に行くよう救急隊に言われ，家族に連れられて来院した男性が，実は糖尿病でアシドーシスを起こしており，代償性の頻呼吸になっていたなどということも経験しました。甲状腺機能亢進症・低下症，全身性エリテマトーデス（SLE），脳腫瘍など，内科的な検査を受けた後でも見逃されて精神科にたどり着くことも，稀にはありますので，いつでも念頭に置いておく必要があります。

　幻覚・妄想状態になっている場合には，外因性の他に，もっとも考えやすいのは，統合失調症です。幻覚・妄想状態でも，発症年齢が遅い，幻聴はなく幻視のみ，妄想はあるけれど幻覚がはっきりしないなどの兆候は非典型的です。このような場合には，認知症，ヒステリーなど神経症，発達障害なども考えます。一方で典型的な場合には，統合失調症の他に，危険ドラッグを含めた違法薬物の使用を考えます。しかしいずれにせよ，暫定的には，幻覚・妄想があれば，抗精神病薬の使用を開始し，統合失調症に準じた治療を行います。躁状態でも同様で，いくつかの鑑別をあげますが，双極性障害の治療に準じます。躁状態の既往のない抑うつ状態の場合には，抗うつ薬が基本ですが，希死念慮が存在し，自殺未遂後であったり，焦燥感が強かったり，衝動性の高さが目立ち人格的な要素が大きいなども多く，抗精神病薬を入院例では使用することがよくあります。

　DSM など操作的な診断基準では，かなり細かく分類しますが，やはり経過を見ないとなかなか診断がつかないことも

第4章 "適切な"薬物を選択するには? 71

多いのです。そこで，DSM ならぬ，"DSN 分類"が役に立ちます。Depression（うつ病），Schizophrenia（統合失調症），Neurosis（神経症）の略です。私の先輩の Y 先生のネーミングです。素晴らしいセンス。いわゆる従来診断ですが，薬剤の選択には十分役に立つように思います。

　まずは，統合失調症圏を想定した薬物療法について，説明します。薬理学的な解説については，ストール精神薬理学エッセンシャルズ[59]，ポケット医薬品集[64] などの教科書を参考にしています。

II. 統合失調症圏での薬物療法戦術

　アルゴリズムとしては，ざっくりと，1）第二世代抗精神病薬を単剤，2）別の抗精神病薬を単剤，3）第二世代の併用・第一世代の使用，4）電気痙攣療法（ECT），5）クロザピンclozapine などとなっていることが多いように思います。海外の文献ですと ECT より先に，クロザピンが選択されるようです。

　私の場合は，まず，病棟で提供できる環境を考え，次に副作用を考慮して薬剤を選択していました。保護室の空き状況が切迫していて，入院が多いときには，鎮静して，個室での処遇に早期に移れることが目標になります。逆にある程度部屋に余裕があるときには，退院後の生活を考慮して，鎮静の少ない薬剤を選択したりします。緊張型，破瓜型，解体型などの病型はあまり考慮しないので，考え方としてはあまり精神医学の本筋である現象学の精緻さから離れるように見えるかもしれません。

こころの医療センターの当時のシステムでは，入院時点で当直の先生が対応して1日目の薬は決まっていることが多いですから，私自身が選択するのは，2番目以降の薬になります。この経験から，当直の先生がどの薬を選んでも，1剤目の薬である程度改善していましたので，提供できる部屋の種類によって薬剤を考えることは，患者さんの利益を損なわないと考えていました。自分の独自の考えに偏らずに，多様性を活かしていろいろな先生のやり方を学ぶことができるというところは，こころの医療センターの良いところと思います。

　提供できる環境に基づいた，薬剤選択の戦術について，示します。

1. 初発，抗精神病薬による治療歴のないケースでの抗精神病薬の戦術

　初発で，これまで抗精神病薬での治療歴のない患者さんの場合，保護室の空室状況が切迫していれば，オランザピン olanzapine を選択します。鎮静効果が高いことと，用量も 10 → 20mg とほぼ2 step で増量できるなど簡便だからです。また，抑うつ傾向があっても，躁うつ病のうつ状態にも適応があるくらいですから，少なくとも極端に抑うつ状態を増悪させることはないと思います。海外ではオランザピンとフルオキセチン（日本未発売の SSRI）の合剤が，抗うつ薬として使用されているくらいです。しかし耐糖能異常には注意が必要です。長期に飲み続けることが多く，耐糖能の異常はなくても体重増加を嫌って服薬が中断されたり，眠気のために社会適応が下がったりすることがあれば，長期的には，他の薬剤への変更を迫られ

ることもあります。薬剤の変更は，再燃のリスクを高めますから，慎重に行う必要があります。オランザピンの選択は，入院直後には，病床の回転を良くし，急性期で入院を要する方を断るというリスクを減らしますが，長期的には薬剤の変更が必要になった場合に，患者さんに少しリスクを負ってもらうことになるといえるかもしれません。

　初発でも，耐糖能異常が明らかな場合には，オランザピンは使えません。既に肥満であるなど，耐糖能の異常が起きやすい場合も，オランザピンは使いにくくなります。このような場合で，保護室の空き状況が切迫していれば，リスペリドン risperidone を選択します。オランザピンと比べると，抗コリン作用が少ない分，リスペリドンはパーキンソニズムなど錐体外路症状（EPS）が出やすい薬です。保険適応上の最大量は 12mg ですが，概ね 4mg を超えると EPS が出現するリスクが高まります。第二世代は EPS が出現しにくいはずですが，リスペリドンは第二世代の中では，EPS が出やすい薬と言えます。鎮静もオランザピンより少ないので，ロラゼパム lorazepam（ワイパックス®）などを併用することも多いです。オランザピンは少なくともうつを増悪しないと記しましたが，リスペリドンでは，そういった抗うつ作用は期待できませんので，精神病後抑うつ（post psychotic depression）がオランザピンと比較して出現しやすい印象です。リスペリドンの活性代謝物に，パリペリドン paliperidone があります。パリペリドンは腎臓で代謝されます。リスペリドンは肝代謝ですが，その代謝物のパリペリドンは腎代謝ですので，肝障害でも腎障害でも，リスペリドンは効果が遷延する恐れがあり注意を要します。

初発で，保護室の状況に余裕がある場合には，アリピプラゾール aripiprazole を選択します。鎮静が少なく，EPS も少ない上，抑うつにも効果があります。長期的に見ると，社会適応も多くは損なわれずにいるという印象です。しかし，鎮静が少ないことから，保護室から出ていただくまでに時間を多く要することがあり，病棟の運営上は苦しくなります。ですから保護室の状況に余裕があるときに使うことになります。アリピプラゾールは EPS は出にくいとされますが，アカシジア（静坐不能）の副作用は出やすい印象です。アリピプラゾールは，以上のような鎮静が少ないことによるリスクはありますが，それでも効いたときのベネフィットは大きく，1st line から外すことはできません。

1st line が私の場合はこの 3 剤です。反応に乏しければ 2nd line として，3 剤の中で状況に応じて切り替えます。保護室に余裕がない場合は，オランザピンからリスペリドンはありえます。肥満があっても，明らかな耐糖能異常がなければ，リスペリドンからオランザピンに変更することもあります。保護室に余裕がない場合には，リスペリドン，オランザピンからアリピプラゾールはあまりない選択肢です。保護室に余裕がある場合にはアリピプラゾールからオランザピン，リスペリドンへの変更はよくあります。

反応が期待できるようであれば，薬剤の変更とはせずに，併用薬の追加で乗り切ることも多いです。保護室の専有を重くみるのであれば，もっとも早く改善したい症候は，"興奮" になります。幻覚・妄想状態でも，外来通院している患者さんはたくさんいますが，興奮状態が持続していては外来通院ができ

第4章　"適切な"薬物を選択するには？　　　75

ません。そこで併用薬です。興奮に対する鎮静を目的とした
併用薬は，先程も示したロラゼパムと，バルプロ酸ナトリウ
ム sodium valproate です。ロラゼパムは，代謝経路が肝臓で
のグルクロン酸抱合を受けての腎排泄ですので，CYP450 系の
酵素による肝代謝より代謝経路がシンプルで，使いやすいとさ
れています。興奮でも緊張病的な場合に使います。バルプロ酸
ナトリウムは，気分の高揚や誇大性など，統合失調症でも，よ
り躁的な興奮の場合に，併用しやすい薬です。ベンゾジアゼピ
ン系など minor 系の薬剤は，脱抑制に注意が必要です。特に
衝動的な自殺企図の可能性を念頭に置いて使用します。バルプ
ロ酸ナトリウムでは高アンモニア血症や肝障害に注意が必要で
す。バルプロ酸ナトリウムの用量としては 600mg 程度で良い
ことが多く，もともとてんかんの診断を受けている患者さんを
除いて，1200mg まで使うことは稀と思います。

　2nd line の後は，第一世代，第二世代を問わず，使用されて
いない抗精神病薬を使います。選択の基準においてもっとも重
要なのは副作用です。統合失調症の薬理学的仮説には，ドパミ
ン仮説，グルタミン酸仮説，カルボニルストレス仮説 [4] など
がありますが，基本的には仮説です。生体内での脳内の神経
伝達物資の情報を詳細にモニターすることはできませんし，精
神病症状についても動物モデルの作成がかなり難しいために，
仮説の域を出ることができません。対して，副作用については
検証しやすく，薬理学的な機序は確かです。ですから，副作用
に基づいて，私は処方を選択します。先輩の先生方は，この症
例にはこの薬が良いといった，症状に応じた抗精神病薬の使
い分けをしている方もいますが，「ある一つの抗精神病薬に反

応しなければ，他の抗精神病薬に変更しようが，あるいは他剤を加えようが，効果は出ない。副作用だけが多くなる」とおっしゃっている先生[40]もいます。私は細かい使い分けが不得手なほうかもしれませんが，薬剤の変更を試みることを放棄しているわけではないので，中間的な処方選択をしていると思います。薬剤の使い分けに際しては，急性期病棟では，3ヶ月以内に退院させたいという期限の縛りがあるために，2nd line に不応であることを判定する頃には，期限が迫っている状態になります。2nd line までに症状が改善していないと，私の手を離れていくことになります。もちろん外来で診ている場合には，3rd line まで考慮しますが，外来では期限はないので，順番に試していく形になります。実際には，2nd line で不応の場合には，3rd line の薬物療法と，ECT も含めて治療戦術を検討することになります。

2. 再燃ケースでの抗精神病薬の戦術

　続いて再燃ケースでの戦術です。怠薬による再燃ケースでは，もともと使用していた薬剤についての情報がありますので，これまで効果のあった薬剤から選択することが可能です。怠薬が明らかな場合もあれば，明らかでないことがあります。薬剤のうち，血中濃度が測定可能な場合には，入院時の検査で対象薬剤の血中濃度を測り，判定できる場合もあります。内服が順守されている場合の血液中濃度と比較すれば良いのです。血液中濃度が測れない場合でも，プロラクチンが上昇していた患者さんで，数値が下がっていれば，怠薬が判明します。もちろん怠薬していなくても再燃することも多くあります。しっか

第4章 "適切な"薬物を選択するには？　77

り飲んでいたのに再燃した場合には，外来での処方薬では効果が不十分であることが予想されます。この場合は，一から処方を見直すことになります。これは，初発の場合の 2nd line 以下の考え方と同じです。これまで使用していない薬剤をカルテなどから探して，副作用を考慮に入れて，薬剤を選択していくことになります。

　再燃ケースでも，多剤で，久しぶりの再燃でこれまで第二世代抗精神病薬を使用したことがない患者さんに対しては，抗精神病薬を変更するチャンスと捉えて，思い切って，第二世代の 1st line から試すこともありえます。この場合は，症状の悪化と入院期間の延長のリスクを多めに取る戦術になるので，保護室に余裕があることが前提です。特にアリピプラゾールでは，切り替えや上乗せで，病状が悪化するリスクがあります[19]。私たちは，アリピプラゾール後に病状が悪化する現象を，PAP と呼んでいました。Post Aripiprazole Psychotic symptoms です。C がついて cPAP（continuous Positive Airway Pressure, 持続陽圧換気）という言葉がありますが，アリピプラゾールの PAP の場合，c がついて chronic にならないといいねと言っていました。当院の D 先生は，精神疾患と睡眠時無呼吸の権威ですので，睡眠時無呼吸の治療として持続陽圧換気の cPAP はわれわれにはなじみが深い用語です。ちなみに PAP も Y 先生のネーミングです。素晴らしいセンス。

Ⅲ. 抗精神病薬の各論（第二世代）

　さて，ここからは，2nd line 以下の薬剤も含めた，各抗精

神病薬について簡単に印象をまとめます。第二世代から，前述のリスペリドン，オランザピン，アリピプラゾールも再度まとめます。第二世代抗精神病薬（Second Generation Antipsychotics; SGA）は第一世代抗精神病薬（First Generation Antipsychotics; FGA）と比べると，EPS が出にくいという薬です。EPS は，黒質線条体でのドパミン－アセチルコリンのバランスが崩れることによって出現します。抗精神病薬の共通の特徴はドパミン D2 受容体の遮断です。第二世代では，ドパミン D2 受容体以外に，5-HT2A 受容体を遮断します。5-HT2A 受容体は，線条体で前シナプスに存在し，ドパミン放出のブレーキとして働いていますから，第二世代で 5-HT2A 受容体を遮断すると，黒質線条体系ではドパミンの遮断は起こらず，結果として EPS の出現が抑制されるとされます。第二世代が，EPS が出にくいという非定型性を，いかにして発現しているかについては，5-HT2A による機序以外にも，5HT1A の部分アゴニスト性であるとか，ルーズバインディングであるとか，ドパミン D2 受容体の部分アゴニストであるとかさまざまな機序が提唱されています。ストールの精神薬理エッセンシャルズ[59] など正書をご覧いただくと良いと思います。

1. 副作用について

　副作用は，アセチルコリンのムスカリン受容体，ヒスタミン H1 受容体，ノルアドレナリン α1 受容体などの受容体を中心に考えます。抗精神病薬は，ドパミン D2 受容体の遮断以外に，これらの受容体を遮断します。抗精神病薬の種類によっ

て，どの受容体を遮断するかは異なります。どの受容体に対してどのような作用を持ち，親和性がどの程度あるかによって，抗精神病薬の個性が決まります。ここで少し，副作用に関連する，各受容体について確認します。

ムスカリン受容体は，アセチルコリンの受容体です。アセチルコリンは，末梢では副交感神経系の神経伝達物質ですから，ムスカリン受容体の遮断は副交感神経系の抑制作用を生じます。消化管に作用すると，消化管の蠕動が低下し，便秘が起こります。強く作用すれば，麻痺性イレウスの原因になります。膀胱では尿閉が起こります。循環器系に作用すると頻脈の原因になりますが，内服ではあまり頻脈は起きません。唾液の分泌は低下しますので口渇が起きます。中枢では黒質線条体でのドパミン－アセチルコリンのバランスにおいて，アセチルコリンが優位になると，パーキンソニズムが起こります。ムスカリン受容体を遮断すれば，パーキンソニズムは改善します。ドパミン D2 受容体を遮断することが，抗精神病薬の幻覚・妄想に対する効果の源泉と言われていますから，薬剤性パーキンソニズムは抗コリン作用が強い抗精神病薬では起こりづらくなります。また，ムスカリン受容体の遮断はせん妄の原因になると言われています。ムスカリン受容体を遮断して起こる，抗コリン作用は，不快なものが多いようです。

ヒスタミン受容体の遮断による副作用は，眠気と食欲増進です。また，Ⅰ型アレルギーは，肥満細胞がヒスタミンを放出することで起こりますので，抗ヒスタミン薬はアレルギー反応を抑えます。ヒスタミンは血管透過性を高めますので，ヒスタミン受容体の遮断は鼻汁の分泌を抑えます。市販の感冒薬の大部

分は，ヒスタミン受容体遮断薬が含まれています。また，市販の酔い止めもヒスタミン遮断薬です。ヒスタミン受容体のサブタイプのうち，H2 受容体は消化管では胃に分布して，酸の分泌を促しますから，H2 を抑える場合には，胃酸の分泌を抑制します。ヒスタミン受容体の遮断もせん妄の原因になります。

ノルアドレナリンの α 受容体の遮断薬は交感神経系を遮断します。末梢血管で α1 受容体を遮断すると，β 優位となって血管は拡張しますので起立性低血圧が起こります。膀胱に作用すれば失禁します。α 遮断が作用している際に，エピネフリンを投与すると，β 刺激のみが起こり，逆説的に血圧が低下することがあります。α 遮断作用の内服している場合に，ショック状態となっても，エピネフリンは禁忌になっています。統合失調症の患者さんがショック状態になったら，エピネフリンでなくノルエピネフリンやアトロピンを使用します。

また，上記 3 つの受容体に関連する副作用よりは比較的稀ですが，重篤な副作用に，QT 延長と，顆粒球減少があります。

QT 延長は，ナトリウムチャンネルに関連し，キニジン様作用と呼ばれます。QT 延長から Torsade de Pointes（TdP）という致死的な不整脈を起こす可能性があります。

顆粒球減少は，特にクロザピンで起こしやすいとされますが，クロルプロマジンやオランザピンなどでも出現します。

他に代謝経路によって，肝障害や腎障害などが出現する可能性があります。血算，生化学，心電図などは定期的にチェックしておくほうが良さそうです。

2. リスペリドン（risperidone; リスパダール®）

　ハロペリドール haloperodol の誘導体です。抗幻覚・妄想作用が高く使いやすい薬です。肝臓で代謝されますが，活性代謝物（パリペリドン）が腎代謝ですので，肝障害と腎障害の両方で影響を受ける可能性があります。第二世代ではもっとも早く市販されていますのでエビデンスは豊富です。第二世代は，本来，EPS の頻度が低くなるように設計された薬剤ですが，リスペリドンは第二世代の中では，EPS が比較的出やすく，5〜6mg で出現しやすい印象です。また，リスペリドンは体重増加や耐糖能異常の出現リスクは中等度あり，耐糖能異常のリスクはありますが，禁忌ではありません。オランザピン，クエチアピン quetiapine などは糖尿病に対して禁忌ですので，リスペリドンは糖尿病のある患者さんに対して使いやすいほうです。リスペリドンは，α 遮断作用もあります。このため，失禁や起立性低血圧も出ることがあります。うつに対して効果はありませんので, post psychotic depression には注意が必要です。

　液剤は急性期では使いやすい剤型です。やや苦みがあり，メーカーによるとグレープフルーツのようと形容されますが，患者さんにはあまりピンと来ていなかったように思います。

　リスペリドンには持効性注射剤（LAI）があります。RIS-LAI は，2週間に1回の注射で，効果が持続します。他の持続性注射剤は，薬剤とエステル化合物で，生体由来の加水分解酵素により時間をかけて加水分解され，体内に入っていくという薬物動態ですが，RIS-LAI は，マイクロ・スフィアという極小の球状構造物が，3週間ほど経過してから崩壊し，徐々に崩壊が進む球状構造体から，内部のリスペリドンが放出されるとい

う薬物動態です。エステル化合物が，注射直後から加水分解が始まって徐々に血中濃度が上がるのに比べて，マイクロ・スフィアの崩壊は3週ほど経ってから始まりますので，薬物濃度の上がり方が遅いという特徴があります。

3. パリペリドン（paliperidone; インヴェガ®）

　リスペリドンの活性代謝物です。腎代謝です。徐放剤ですので，即効性はありません。リスペリドンと比べると，賦活する（元気が出る）傾向があるように思います。パリペリドンにも持続性の注射剤（PAL-LAI）があります。こちらは，リスペリドンと違い，パルミチン酸エステルですので，注射直後から血中濃度が上がりはじめ，4週ほどかけて徐々に下がっていきます。PAL-LAIは4週に1回で済むところが利点です。PAL-LAIでは市販後調査で，死亡報告が続いたことから，厚生労働省からブルーレター（安全性速報）が出され，メディアでも大きく報道されました。実質的に安全か危険かどうかを判定するのは，母数がわからないために難しいと私は判断しています。死亡例を定性的に比較すると，多剤併用例で，追加で使用すると危険性が増大する可能性が高いかもしれません[14]。

4. クロザピン（clozapine; クロザリル®）

　第二世代の原型とされる薬剤です。ドパミンD2受容体に対する親和性はそれほど高くないのに，精神病状態に対して高い効果を発揮します。しかし，致死性の高い副作用の頻度が多く，他の薬剤で効果のない場合に使用が限定されています。無顆粒球症の頻度は，国内臨床試験では，2.6%（N=77中，2

名），海外市販後調査では 0.46%（N=346,355 中，1600 名）で，集団のサイズに大きな差がありますが，日本人では頻度が高い可能性があります[48]。他の重篤な副作用として，心筋症があります。また，オランザピン，クエチアピンなど pine 系と同様に，耐糖能異常があります。また，pine 系のゾテピンと同様に痙攣閾値を下げます。効果としては，難治性の統合失調症に効果があるなど切り札的です。また，水中毒に対するエビデンスがある唯一の抗精神病薬です。また，自殺防止効果も認められており，このような効果も他の抗精神病薬ではデータがありません。残念なことに，使用開始にあたって原則 18 週の入院が必要であったり，導入から 26 週は週 1 回の採血が必要であったりと，短期間の入院が求められるスーパー救急病棟では，医療経済的には相性はよくありません。使うとすれば転棟が前提です。

5. オランザピン（olanzapine; ジプレキサ®）

抗幻覚・妄想作用は，しっかりある薬剤です。鎮静は比較的強いため，興奮の強い患者さんの多いスーパー救急病棟や急性期病棟は欠かせない薬です。体重増加の副作用が著明で，糖尿病に対して禁忌です。オランザピンが引き起こした耐糖能異常から，ケトアシドーシスや糖尿病性昏睡が発症し，死に至った症例も報告があります。抗うつ作用も期待できますので，post-psychotic depression や，自殺企図後などにも比較的使いやすい薬です。双極性障害の躁状態にも適応がありますので，診断がつきづらい人でも，比較的出しやすいと思います。第二世代の中では，抗コリン作用が比較的強いので，EPS はより

起きにくいです。抗コリン作用のため，高齢者ではせん妄に注意が必要です。

6. クエチアピン（quetiapine; セロクエル ®）

単剤での抗幻覚・妄想作用は，あまり高くありませんが，鎮静作用は期待できます。ヒスタミン作用から食欲増進があり，オランザピンと同様に，耐糖能異常は起きやすいとされます。α遮断作用がありますので，起立性低血圧には注意が必要です。第二世代の中では，比較的心電図で QT 延長が起きやすいと言われています。日本での保険適応はありませんが，躁状態の患者さんにもよく使います。海外のガイドラインには記載があります[18]。用量は，統合失調症では 100mg 単位で使います。抗コリン作用は比較的弱いですが，EPS の頻度はもっとも低いと言われています。"抗コリン作用の弱いクロルプロマジン"として，リスペリドンなどとの組み合わせに選ばれます。

7. ゾテピン（zotepine; ロドピン ®）

開発された時期は第一世代に入るかもしれませんが，その薬理学的特徴が第二世代・非定型的ですので，こちらに入れます。日本では，抗精神病薬として幻覚・妄想に使われることもありますが，鎮静作用が有用で，抗躁薬としてよく使われています。EPS も頻度は低いと思います。抗幻覚・妄想作用は若干弱い印象があります。用量依存的にてんかん閾値を下げると言われ，痙攣発作には注意が必要です。

8. アリピプラゾール (aripiprazole; エビリファイ®)

抗幻覚・妄想作用は良い薬です。鎮静は弱く，元気が出ることが多い印象です。ドパミン dopamine の部分アゴニストであり，分類としては DSS などと略されたりします。部分アゴニストとは，受容体に対する作動性が，生体にもともと由来する神経伝達物質（リガンド ligand）の作動性より低い物を呼びます。リガンドが過剰であれば，部分アゴニストは遮断方向に働きますが，リガンドが足りなければ，作動する方向に働きます。ドパミン D2 受容体を遮断しすぎないという点で，ドパミン D2 受容体遮断によるあらゆる副作用の頻度が下がります。EPS の頻度は低いですし，高プロラクチン血症も起きにくいとされています。私たちの病棟では前述の通り PAP と呼んでいますが，精神病症状を"煽る"ことも少なからずあるので注意が必要です。特に，他の抗精神病薬で長く治療された患者さんから切り替える際に起こりやすいようです[62]。この理由は，ドパミン D2 受容体のターン・オーバーと恒常性から，推測することができます。長らくドパミン D2 受容体の遮断が続くと，生体内での恒常性が働いて，ドパミン D2 受容体の発現しているシナプスで，ドパミン D2 受容体の数が増えます。増えることによって，ドパミンによって媒介される刺激を受けやすくし，抗精神病薬に遮断されることにより減少している，シナプス後膜での発火を元に戻そうとするのです。抗精神病薬で長らく治療されている患者さんでは，ドパミン D2 受容体が増えていると考えられます。ここにアリピプラゾールが入ってくるとどうなるでしょうか。アリピプラゾールのドパミン D2 受容体に対する親和性は，他の抗精神病薬と比べて高いので，他

の抗精神病薬と併用すると，アリピプラゾールは競合に勝って，他の抗精神病薬とドパミン D2 受容体の結合を阻害し，アリピプラゾールの受容体占有率は多くなります。単に入れかわるだけでは問題がありませんが，アリピプラゾールはドパミン D2 受容体作動性を持ちますので，ドパミン D2 受容体を作動した結果として，統合失調症患者が増悪する可能性があるのです。特に切り替えでは精神病症状増悪のリスクがありますが，うまくいった場合の回復具合は，非常に良いです。眠気，体重増加，EPS など他の抗精神病薬ではどれかは起こりうる副作用が見られずに，抗精神病作用のみが維持できる症例があります。このため，特に就労を維持しているなど，社会的適応の高い患者さんで，その適応を落としたくないときには，有用なことがあります。

統合失調症では 20mg 前後の比較的高用量で使用します。うつ病にも適応があり，既存の治療で効果が出ない場合に低用量（3～6mg くらい）で使用できます。衝動性が高く SSRI ではちょっと心配かなーという患者さんには使いやすいと思います。

9. ペロスピロン（perospirone; ルーラン®）

日本で開発された薬で，欧米では使用されていないために文献にはあまり出てきません。抗幻覚・妄想作用はあまり強くありません。鎮静作用も強くありません。しかし，抗不安作用はある印象です。不安が随伴する統合失調症に使うことがあります。

10. ブロナンセリン（blonanserin; ロナセン®）

日本で開発された薬剤です。ドパミン D2 受容体と，5-HT2A 受容体の 2 つのみを遮断します。鎮静はほとんどない薬です。EPS の頻度は少ないように思います。しかし，抗精神病作用も若干弱い印象です。

Ⅳ．抗精神病薬の各論（第一世代）

続いて第一世代です。第一世代の抗精神病薬は，ブチロフェノン系のハロペリドールに代表される高力価型と，フェノチアジン系のクロルプロマジンに代表される低力価型に分かれます。高力価型は治療に使われる用量が，"一桁 mg オーダー"で使用されます。低力価型は，"100mg オーダー"で使用されます。低力価型はムスカリン受容体の遮断作用が比較的多く，その結果，抗コリン性によりドパミン D2 受容体の遮断により起こるパーキンソニズムと釣り合って，EPS は出にくいと考えて良いと思います。第一世代の薬の使い方は，もちろん単剤もありますが，高力価＋低力価で古典的には併用されている方が多いようです。ハロペリドール＋クロルプロマジンの組み合わせは古典の王道です。EPS が出やすいため，たいていビペリデン（アキネトン®），トリヘキシフェニジル（アーテン®）など抗コリン性の抗パーキンソン薬が併用されます。つまり古典的には高力価抗精神病薬＋低力価抗精神病薬＋抗パーキンソン薬の 3 剤併用になってしまい，批判の対象になることも多いと思います。しかし，このような処方で安定されている患者さんに対しては，なかなか減らしにくいという心理が働き，漫然

と続いてしまいます。抗精神病薬はできるだけ併用しないことが望ましく，特に置き換えの際に，もっとも注意が必要です。置き換えの途中で症状が改善すると置き換えが止まってしまい，併用が続くようになってしまいます。主剤を決めたら前薬は漸減し，たとえ良くなっても，中止する心構えが必要です。

1. ハロペリドール(haloperidol; セレネース®, リントン®)

　ブチロフェノン系の薬です。リスペリドンはハロペリドールの誘導体です。リスペリドンもハロペリドールもポール・ヤンセン博士（ヤンセンファーマの創業者）が開発しています。一人の科学者としてみた場合，ヤンセン博士の業績は偉大です。リスペリドンと比べると，当然 EPS が出やすいというのが特徴ですが，抗幻覚・妄想作用は，安定しています。古典的な薬は副作用が多いものですが，副作用があっても，時の選択を経て，使われている薬はそれだけ作用に信頼があるのでしょう。古典的な薬ですが，錠剤，液剤，注射剤，持効性注射剤と剤形が豊富です。また薬物血中濃度も測定できます。薬物血中濃度が測定できると，副作用の把握や怠薬の監視にも便利です。不思議なことですが，投与経路によって，EPS の出現頻度に違いがあります。内服のほうが，静注よりも EPS が出やすい傾向があります[39]。

2. ブロムペリドール（bromperidol; インプロメン®）

　略号が BPD だと，境界性パーソナリティ障害と同じですので，注意してください。文脈的に間違えることはないと思いますが。やはり，ハロペリドールの誘導体です。ハロペリドール

よりも鎮静は少ない印象があります。この薬も薬物血中濃度が測定できます。

3. クロルプロマジン（chlorpromazine; コントミン®, ウィンタミン®）

　フェノチアジン系の薬剤の代表です。鎮静作用が強い薬で, 幻覚・妄想に対してもハロペリドールほどでないにしても効果が高いように思います。抗精神病薬の等価換算では, 基準となる薬です。運動心迫, 焦燥感など言動がまとまらなかったりする状態に対しては, 鎮静することによって, 落ち着くように思います。第二世代で落ち着かず, 保護室をなかなか出られないときには, 追加してみると少なくとも隔離は解除できるようになることがあります。この場合, 鉄扉による物理的な拘束が, 化学的な拘束に置き換わっただけという批判もあります。ヒスタミン遮断作用があり, 眠気, 体重増加などが出現します。抗コリン作用も強く, 便秘からイレウスになることもあります。口渇も強いです。

4. レボメプロマジン（levomepromazine; レボトミン®, ヒルナミン®）

　フェノチアジン系の代表的な薬です。クロルプロマジンと比べると鎮静が強いことが特徴です。α遮断も強く, 起立性低血圧はクロルプロマジンよりも出やすいと思います。10mgなど少量で眠剤の代わりに処方したり, 15mg分3などとして, 焦燥感の強いうつ状態にも処方したりします。うつ病の不安・焦燥感に保険適応もあります。

5. プロペリシアジン（propericiazine; ニューレプチル®）

　知的障害に合併している統合失調症によく使用します。知的障害と統合失調症の合併を接枝統合失調症（接枝分裂病）と呼ぶことがありました。抗精神病薬の中では痙攣閾値を下げにくいとされていますので，いわゆる接枝分裂病では，てんかんの合併がみられることもあり，選択しやすいかもしれません。

6. ペルフェナジン（perphenazine; ピーゼットシー®）

　CATIE 試験という，北米の大規模な RCT で第一世代の抗精神病薬の代表として使われました。CATIE 試験では，ペルフェナジンと比較して，第二世代の抗精神病薬は有効性に差がないという結論になっています[37]。患者の割付で，遅発性ジスキネジアの患者にはペルフェナジンを割り付けないなど，この薬に有利な条件があったという批判はあります[66]。統合失調症以外に，やはり，焦燥感を抑える必要のあるうつ病で使用します。レボメプロマジンより抗コリン作用による口渇，便秘などの症状は少なく程良い鎮静が得られることがあります。

7. フルフェナジン（fluphenazine; フルメジン®）

　クロルプロマジンと似ていますがより穏やかな効き目で，クロルプロマジンと比べると"頭の回転が鈍くなりにくい"印象があります。デポ剤（フルデカシン®）があるので，フェノチアジン系で良い効果が得られているのに，怠薬からの再燃がある場合には検討すべきです。

8. スルピリド（sulpiride; ドグマチール®，ミラドール®）

　ベンズアミド系と呼ばれる抗精神病薬の代表です。不思議な薬で，用量によって保険適応が変わります。150mg までの低用量では，胃潰瘍などに使い，600mg 程度まででは抗うつ薬，1200mg 程度の大量処方で抗精神病薬として保険適応があります。かつての第一世代抗精神病薬と三環系抗うつ薬の時代では，重宝される薬でした。古典的な薬の場合，統合失調症に三環系抗うつ薬を処方すると，幻覚・妄想が悪化し，内因性のうつ病に抗精神病薬を投与するとうつが悪化すると考えられていました。これは，うつ病の古典的な薬理学的仮説である，モノアミン仮説は，三環系抗うつ薬の作用機序から立てられていたからです。三環系抗うつ薬は，非選択的にモノアミンの再取り込みを阻害します。三環系抗うつ薬に抗うつ作用があることから，うつ病の病態として，セロトニン：5-HT，ノルアドレナリン，ドパミンの3つのアミンの枯渇が想定されていました。抗精神病薬はドパミン受容体を遮断するので，うつには悪さをしそうですし，一部の抗精神病薬（スルトプリド，レセルピンなど）は自殺リスクを上げるという報告があります。一方，抗精神病薬の統合失調症に対する作用はドパミン D2 受容体の遮断ですから（ドパミン仮説），三環系抗うつ薬によってドパミンが増えて作動する方向に働くのは，幻覚・妄想を悪化させると考えられます。スルピリドは，うつにも統合失調症にも適応がありますので，陰性症状とうつ状態の紛らわしい状態では使いやすい薬でした。現在では第二世代抗精神病薬の，オランザピン，アリピプラゾールには双極性障害のうつ状態に効果があるとされており，うつ病をはじめとする感情病圏か，統合失

調症圏か，診断を厳密にする必要性は，以前ほど，高くありません。幻覚・妄想が顕在化していない，中安信夫先生の初期分裂病[45]でも，スルピリドは第一選択になっていました。ここでいう初期分裂病は，単に統合失調症の初期状態を表すわけではないので注意してください。スルピリドは古い薬ですので，第二世代抗精神病薬ほど薬理学的プロフィールが詳しくは調べられていませんが，少量では部分アゴニスト作用を持っているかもしれないと言われています[59]。またベンズアミド系すべてに共通ですが，代謝経路が腎代謝であるという特徴があります。

9．チアプリド（tiapride; グラマリール®）

　適応症は統合失調症ではなく，"脳梗塞後遺症に伴う攻撃的行為，精神興奮，徘徊，せん妄の改善。特発性ジスキネジアおよびパーキンソニズムに伴うジスキネジア"です。せん妄状態の治療では，第一に身体症状の改善ですが，薬物療法を補助的に使います。その際には，抗コリン作用の少ない抗精神病薬としてハロペリドール，リスペリドン，クエチアピン，またはミアンセリンやトラゾドンなどの抗うつ薬を用いますが，これらはせん妄に保険適応はありません。チアプリドは保険適応を気にせずに使える，唯一の薬かもしれません。ベンズアミド系ですので，腎代謝になります。添付文書では用法は分3になっていますが，せん妄に使う場合には，夕方に集めて分1夕で使用します。

10. スルトプリド（sultopride; バルネチール®）

　ベンズアミド系です。適応症は躁病・統合失調症の興奮および幻覚妄想状態です。鎮静作用は強く，最大 1800mg まで使えるなど用量に幅がある薬です。鎮静としてはもっとも強い薬の一つですが，自殺を増やすという副作用があり，気分の波があって抑うつ的になった際には使えません。統合失調症よりは躁状態で使うことが多い印象です。腎代謝です。

V. 感情病圏での薬物療法戦術

　第一世代抗精神病薬と三環系抗うつ薬の時代（古典的精神薬理の時代と呼ぶことにします）には，統合失調症と躁うつ病・うつ病を鑑別することは非常に重要でした。陰性症状は抑うつと間違われやすいですし，躁状態でも統合失調症でも興奮は起きます。また，例えば，行為心迫と運動心迫とは，現象学では分けられており，その違いは重要と思いますが，心迫という同じ言葉が使われているようによく似た症状であることは明らかです。古典的精神薬理時代には，症状を分けて，診断をつけることによって，治療は大きく異なり，まるっきり逆の治療を必要とすると考えられていました。たとえば，うつ病の古典的薬理仮説は，モノアミン仮説です。モノアミン仮説では，三環系抗うつ薬の作用機序から，うつ病はドパミン，ノルアドレナリン，セロトニン：5-HT の３つのアミンが枯渇することによって起きると考えられています。一方，統合失調症の古典的薬理仮説はドパミン仮説です。抗精神病薬の薬理作用から，統合失調症ではドパミンが過剰になっていると考えられています。統

合失調症の患者さんに三環系抗うつ薬を投与すると，ドパミンを作動させる方向に働くために，幻覚・妄想を悪化させると考えられ，これは，実際に臨床でよく観察される現象です。一方で，抗精神病薬はうつ状態を悪化させると考えられており，古い精神薬理の教科書には，ハロペリドールを抑うつ状態の患者さんに与えることはどんな場合にも禁忌であると記載[60]があったり，クロルプロマジンが導入された 1952 年からの 4 年間に統合失調症の患者さんでは自殺者が増加したなどの報告もありました[22]。

　第二世代の抗精神病薬の一部では，このような疾患と治療の対立関係は成立しません。オランザピンやアリピプラゾールは抑うつ状態にも保険適応があり，オランザピンは双極性障害のうつ病相，アリピプラゾールは双極性障害の躁状態，SSRI などで改善のない抑うつ状態に保険適応があります。診断名によって治療が決まるわけでないとするのであれば，クレペリン以来の統合失調症と躁うつ病の 2 大精神病は今後形を変えて，精神病は一元論的に解釈されていくかもしれません。

　私の場合は，双極性障害の薬剤の選択肢は，統合失調症と同様に，提供できる環境を加味して，薬剤を選択します。ガイドライン[30]なども参考にします。統合失調症ではまず抗精神病薬ですが，躁状態に対しては，抗精神病薬＋気分安定薬という組み合わせで治療します。双極性障害の抑うつ状態では，抗うつ薬を使用すると rapid cycle 化しやすくなるという報告や，躁転のリスクがありますから，なるべく抗うつ薬は使わずに，気分安定薬を中心にします。うつ状態では，神経症圏やパーソナリティ障害圏での希死念慮・自殺企図で入院が必要になる

第4章 "適切な"薬物を選択するには？　　　95

ケースと，亜昏迷状態で食事が取れなかったり，妄想性のうつ
状態になったりしたケースではかなり治療が異なります。後者
では，比較的早い段階で三環系抗うつ薬を使用し，体力の状態
によっては ECT の導入になることが多いと思います。状態像
については迷うこともありますが，暫定的にどちらか診断をし
て治療します。

　次に，躁状態，双極性障害のうつ状態，うつ病のうつ状態に
ついて，戦術を記載します。

1. 躁状態での薬物療法戦術

　躁状態で治療歴のない患者さんの場合，入院になった時点で
比較的激しい興奮や，過干渉などの行為が認められていること
がほとんどです。この場合は，気分安定薬として炭酸リチウム
lithium carbonate 600mg と，抗精神病薬として，糖尿がなけ
ればオランザピンを寝る前で用います。糖尿があれば，ゾテピ
ンを使用することが多いです。リチウムの血中濃度は開始後5
日目で測定し，その後，開始後2週から3週目で follow しま
す。薬剤の量の調整をしなければ，血中濃度に大きな変化がな
いと思われるので，1ヶ月後くらいに測定します。退院後は服
薬コンプライアンスが低下するおそれがあるので，2回目の外
来でリチウム血中濃度を測定します。2nd line は，興奮が依然
として強く，鎮静が必要で，保護室に余裕がなければスルトプ
リドを選択します。保護室に余裕があれば，躁状態が落ち着い
た後に抑うつ状態を悪くしないという点で，アリピプラゾール
とクエチアピンも選択肢になります。

　気分安定薬の変更は，抗精神病薬を複数投与しても改善がな

い場合に考慮しています。気分安定薬は，効果が出るまで時間がかかると思われるためです。

　気分安定薬はリチウムを第一選択としています。これはBALANCE研究[15]などで，バルプロ酸単独より，リチウム単独またはリチウム＋バルプロ酸のほうが，再発予防効果は高いとされていることなどが，臨床的な印象とも合致しており，リチウムの効果は高いと思われるからです。治療域と中毒域が近いことから，血中濃度を測る必要があります。治療域は0.4〜1.0mEq/Lですが，入院中では0.8 mEq/L前後を目指します。

　バルプロ酸は，再発予防効果ではリチウムに後れを取るようですが，適度な鎮静作用を持ち，また，重篤な副作用がリチウムやカルバマゼピンと比べて少ない印象があり，2番目に選択することが多いです。

　カルバマゼピンは，薬物動態を複雑にするため，選択肢としては，後回しにしています。抗精神病薬の多くは肝代謝で，CYP系酵素で分解されますが，カルバマゼピンは広くCYP系酵素を誘導するため，抗精神病薬の血中濃度を早めてしまいます。カルバマゼピンと他の薬剤を併用する場合には，併用が長くなるにつれて，酵素が誘導され，他の薬剤の効果が減弱する可能性があり，用量の調整が難しくなるのです。よって，気分安定薬の選定順は，リチウム，バルプロ酸，カルバマゼピンになることが多いです。もちろん個別に，検討は必要で，例えば，腎障害があれば，リチウムの優先度は下がったりします。

2．双極性障害のうつ状態の薬物療法戦術

　抑うつ状態で入院した患者さんのうち，現病歴から過去に躁

状態が疑われる患者さんの場合です。軽躁状態では，本人は自覚がないことが多いので，問診で疑うことは非常に重要です。うつ状態では抗うつ薬といきたいところですが，最近では，双極性障害のうつ病相では，気分安定薬か，第二世代抗精神病薬のほうが選択の順位は高い，というのは前述のとおりです。薬物療法としては，その後の再発予防まで視野に入れると，やはり気分安定薬のリチウムが中心です。続いてバルプロ酸を推しますが，エビデンスはあまり強くありません。気分安定薬としては新顔の，ラモトリギンはうつ状態にはエビデンスがあります。抗精神病薬では使いやすいのはオランザピンです[68,72]。エビデンスで意外と強いのが，クエチアピンになります[58]。三環系抗うつ薬の使用は，急速交代化する可能性が高く勧められません。急速交代型では，バルプロ酸と言われてきましたが，エビデンスとしてはリチウムとの比較で，効果に差がないようです[30]。

　うつ状態では部屋の選択に，食事の状況と希死念慮の評価が重要なポイントです。昏迷状態などで，食事がほとんど取れない場合，補液しますが，末梢だけで維持できるのはせいぜい1〜2週間ほどです。経鼻胃管を挿入して栄養できますが，昏迷状態では誤嚥のリスクが伴います。入院時点から亜昏迷状態で，治療に反応せずに1週間経過したら，ECTの導入を考慮します。このように身体的な管理が必要となる場合には，観察室を使用しますし，身体拘束では看護室からの監視の目が届きやすい点では，保護室・準保護室を使う可能性もあります。ただし，どうしても保護室が空かなければ，身体拘束は個室施錠でも可能です。この場合には看護師の動線は長くなりますの

で，病棟スタッフとよく相談してコンセンサスを得ることが必要です。

　「普段の状態を 100 として，もっとも調子が悪いときを 0 とすると，今はどのくらいですか」と，躁状態に限らずさまざまな病態の患者さんに対して，自覚的な病状評価を尋ねることをよくやります。たいていの双極性障害のうつ状態の患者さんが，100 と評価する状態は，家族など周囲の評価では 120%，つまり「良すぎる」場合が多いです。医療側から見ると普通の状態でも，「元気が出ない」などと訴えたりしますので，実際にどのくらい動けているか，注意深く診察して評価する必要があります。

3. 単極うつ病のうつ状態の薬物療法戦術

　これまで躁転したことが否定されている，うつ状態の患者さんの場合です。ようやく，抗うつ薬の出番です。うつ病の場合はよっぽど希死念慮が切迫していないかぎり，保護室までは必要なく，準保護室，強化個室で可能と思います。前述しましたが，一般個室はむしろ死角が多くなるために，室内への持ち込み物品などに，注意が必要かもしれません。

　薬物療法としては，SSRI の中では，私は，セルトラリン sertraline かエスシタロプラム escitalopram を第一に用いることが多いと思います。理由は，相互作用が少ないからです。特に高齢者では，内科系の薬を多剤飲んでいることが多く，パロキセチン paroxetine やフルボキサミン fluvoxamine などの SSRI で比較的先行して上市された薬剤では，CYP 系酵素の強力な阻害のために，薬剤相互作用を調べきれない可能性がある

第4章 "適切な"薬物を選択するには？　　　99

（調べるのが面倒）からです。

　SNRI ではデュロキセチン duloxetine を使います。特に入院
になる例では，大抵入院前に SSRI が使用されていることが多
いので，デュロキセチンからスタートすることも多いです。鎮
静は弱いので，不眠に対しては，ミルタザピン mirtazapine を
追加して，2剤併用にします。ミルタザピンは NaSSA と呼ば
れ，シナプス前のα2受容体を遮断します。α2受容体は，シ
ナプスへの 5-HT，ノルアドレナリンの放出を抑制しています
から，遮断によって，ブレーキが外れます。この組み合わせ
は，"アクセルを踏み，ブレーキを外す"作用で，効果的にシ
ナプス間隙でのノルアドレナリン，セロトニン（5-HT）濃度
を高めます。ストールの精神薬理エッセンシャルズ[59] では，
"カリフォルニア・ロケット"と呼ばれていました。

　既に，入院前に，SNRI，SSRI ともに使用されている場合に，
三環系抗うつ薬を使います。特に拒薬傾向や亜昏迷状態では，
点滴で使用できるクロミプラミン clomipramine の使用が選択
肢に入ってきます。クロミプラミンは点滴で使用できる，2つ
の抗うつ薬のうちの一つです。食事摂取がほとんど食べられな
いレベルである場合には，早期の ECT を検討します。栄養状
態も考慮して，入院後1週間食べられなければ，2週目で検討
し，家族から ECT の同意を得るためにインフォームド・コン
セントを図ります。

　妄想性のうつ病では，抗精神病薬を併用するか，アモキサピ
ン amoxapine を使用します。アモキサピンは三環系抗うつ薬
に分類されますが，ドパミン D2 受容体の遮断作用を持つため
に，妄想を悪くするドパミンの再取り込み作用と拮抗すると考

えられています。抗精神病薬は，第二世代では，うつを悪化さ
せないオランザピンかクエチアピン，耐糖能異常があれば第一
世代のレボメプロマジンかペルフェナジンなどを追加します。

VI. 抗うつ薬の各論：SSRI，SNRI，SARI

　次に各抗うつ薬について，印象をまとめます。まずはSSRI，
SNRIについてです。SSRIは選択的セロトニン再取り込み阻
害薬です。セロトニンは，うつの中でも不安を抑えるとされて
います。当初は選択性が高いことがセールス・ポイントでした
が，さまざまな受容体のサブタイプが存在し，神経回路を介し
て，間接的にドパミンやノルアドレナリンなどの神経伝達を調
整していることがわかっています。発売当初のネーミングのイ
メージほど，選択的ではないかもしれません。安全性，忍容性
は高いです。抗コリン作用やα遮断作用など，循環系に対して
の作用が三環系抗うつ薬と比べて強くないため，大量服薬され
ても致死的な状態に至る可能性は低いですし，便秘，口渇，起
立性低血圧など，不快な副作用も少ないと思われます。SNRI
も選択性が売りですが，5-HT（セロトニン）に加えて，ノル
アドレナリンの再取り込みも阻害します。ノルアドレナリント
ランスポーターは，前頭前皮質ではドパミンの再取り込みも行
います。このため，ノルアドレナリン再取り込み阻害薬は，ド
パミンも増加させます。SNRIは，意欲を改善すると言われて
いますので，不安と意欲のどちらが前景に立つかで，使い分け
ることも可能ですが，SSRIでやる気が出てきたり，SNRIで
不安が取れたりする方もいますので，こだわらなくても良いか

もしれません。

1. パロキセチン（paroxetine；パキシル®）

　日本でも早期から保険適応となった SSRI です。うつ病，抑うつ状態以外に，パニック障害，強迫性障害，社会不安障害など不安を基盤にする精神障害と，心的外傷後ストレス障害（PTSD）を適応症としています。PTSD の人はほぼ抑うつ的になりますので，うつ病と病名をつけて処方するなど，適応症でなくても，保険病名をつけて以前から処方されてきたことはありますので，幅広い適応症がなくても臨床的には処方は可能と思われます。ただし，訴訟などになった場合には，適応外使用が問題視される可能性はあり，保険適応を広げるべく治験を実施する姿勢は評価できると思います。パロキセチンは CYP 系酵素のうち，CYP2D6 という酵素のサブタイプを強く阻害し，自分自身の分解酵素も阻害しますので，漸減して中止とする際には，急激に阻害作用がなくなることにより，漸減中の再燃や，内的不穏などが起こりやすくなる可能性があります。使用開始と維持は容易ですが，中止の場合には，離脱症状が起きやすいので，丁寧な問診と漸減が必要です。逆に，再発を繰り返していて，継続が必要なのにアドヒアランスが低下していて怠薬がちの患者さんには，中断すると症状が出てわかりやすいという点では，良いかもしれません。

　CYP2D6 は他のさまざまな薬物の分解もしますので，2D6 の阻害によって，さまざまな処方薬などの薬物血中濃度を上昇させるリスクがあります。高齢者は若年者と比較して，他の科にかかって服薬しているケースも多いために，2D6 を阻害する

ことで出現する相互作用は，あまり好ましいものではありません。高齢者の内服薬を逐一調べることが困難であり，ケアが低下することを考えると，相互作用の多いパロキセチンは使用頻度が下がっています。SSRIに分類されていますが，弱いノルアドレナリン再取り込み阻害作用を持ち，軽度の抗コリン作用を持っています。

2. フルボキサミン (fluvoxamine; デプロメール®, ルボックス®)

日本ではもっとも早く保険適応になったSSRIです。うつ，うつ状態，強迫性障害，社会不安障害に適応があります。不安症状に効果が高いと考えられ，強迫性障害によく使います。用量の幅が広く，低用量から高用量300mgくらいまで，細かく加減ができるというところが特徴です。強迫性障害に使う場合は高用量で使うことが多いと思います。CYP系の酵素の阻害作用は強く，1A2と3A4の阻害作用があります。用量調整が細かくできるために，比較的離脱症状は起きにくいと思います。

3. エスシタロプラム (escitaropram; レクサプロ®)

SSRIといいながら，意外と他の受容体にも作用することが多い中で，ほぼ純粋なSSRI＝セロトニントランスポーターの阻害薬です。薬剤の相互作用は気にしなくて良い点と，用量調整は細かくできませんがその分簡単というのは良いところです。QT延長のリスクは比較的高いので，注意が必要と思います。セロトニン（5HT）にピュアに効くので，不安が前景に立

つ患者さんには良いと思います。

4. セルトラリン（sertraline; ジェイゾロフト®）

ドパミンの作動性を少し持つために，意欲の改善効果があるように思います。薬物動態的にも，CYP系酵素の阻害作用は弱いので，相互作用は少なく，使いやすいといえると思います。MANGA studyでは日本で市販されていた抗うつ薬の中では，効果と忍容性のバランスがもっとも良いとされていました[10]。

5. デュロキセチン（duloxetine; サインバルタ®）

SNRIに分類されます。ノルアドレナリン作用があるので，意欲改善に効果があるように思います。かといって不安に効果がないというわけではないので，入院例では，この薬から開始することも多いです。痛みに対しての効果が高いとされ，適応症に糖尿病性神経障害に伴う疼痛があります。このような痛みに対する作用は，デュロキセチンに独特なものではなく，三環系，SSRIも含めた抗うつ薬全般に期待できる作用です。脇道にそれますが，トラマドールという薬は，精神科ではあまり馴染みがないかもしれません。慢性疼痛に対して使用される薬です。その主な作用はμオピオイド受容体に対する刺激作用ですが，セロトニン，ノルアドレナリン再取り込み阻害作用もあり，こちらも疼痛の改善に一役買っていると想定されています。

6. ミルナシプラン（milnacipran; トレドミン®）

SNRIとしては，デュロキセチンより早く発売されています

が，効果はデュロキセチンに譲る印象で出番は減ってきました。特徴として，数少ない腎代謝の薬ですので，肝障害のある患者さんなどの場合には，使いやすいと思います。

VII. 抗うつ薬の各論：ミアンセリン（mianserin），ミルタザピン（mirtazapine），トラゾドン（trazodone）

　これらの抗うつ薬の特徴は，睡眠を深くするといわれているところです。前二者は NaSSA に分類されています。NaSSA の共通の特徴として，シナプス前のα2受容体を遮断するというところです。α2受容体は，ノルアドレナリンの自己受容体として，ノルアドレナリンの放出にネガティブ・フィードバックをかけています。α2受容体は，刺激されるとノルアドレナリンの放出が減少する，"ブレーキ"です。ブレーキを遮断するというのが，薬理的な作用です。トラゾドンは NaSSA ではなく SARI（serotonin antagonist and reuptake inhibitor）[59]です。薬理的には特徴的なので，どこに入れるか迷いましたが，抗コリン作用はなく，良い眠りを起こすという点で NaSSA と近い印象がありこの項に入れています。

1. ミアンセリン（mianserin；テトラミド®）

　睡眠の質を改善し，食欲も上げます。また，せん妄に対しても伝統的によく使われていると思います。せん妄では，基本的に原因となる身体疾患の治療が優先されますが，対症療法として薬物療法を行います。多くは抗精神病薬を使いますが，活動性低下型のせん妄ではかえって活動性の低下を及ぼす可能性が

あります。活動性低下型のせん妄では，ミアンセリンは抗うつ薬ですので，使用しやすいと思います。$\alpha 2$遮断作用がありますので，最近の分類ではNaSSAに入れて良いと思います。化学式としては四環系です。

2. ミルタザピン(mirtazapine; リフレックス®, レメロン®)

NaSSAと呼ばれる，新しい分類の抗うつ薬です。ブレーキを外す作用がよく言われており，SSRIやSNRIの"アクセルを踏む"作用と，ミルタザピンの"ブレーキを外す"作用とで，作用機序が異なるため，付加的にミルタザピンを追加することを"カリフォルニア・ロケット燃料"を投下するなどと言ったりします[59]。薬剤抵抗性の統合失調症に対して，この薬を抗精神病薬に追加することで，効果があったなどとする文献[26]がありますので，クロザピンの次の手や，白血球数が足りないなどのためにクロザピンが使えない場合には，考えても良いかもしれません。この場合はもちろん保険適応外になります。抗精神病薬へのミルタザピンの追加については否定的な文献[8]もあります。

3. トラゾドン (trazodone; レスリン®, デジレル®)

この薬剤をどの分類にするかは迷います。睡眠の質を改善すると言われているので，NaSSAの後に置きました。セロトニン再取り込み阻害作用がありますが，それよりは，5-HT2A，5-HT2C受容体遮断作用によって抗うつ効果があると言われています。これらの遮断は，セロトニン（5-HT）の過剰で起こるような，不眠や焦燥などを抑えてくれますので，焦燥感を増

悪させたくない場合には選択できます。起立性低血圧が多い印象があります。

VIII. 三環系・四環系

　古典的な抗うつ薬です。特に三環系では大量服薬時の安全性に問題があります。平たく言うと，例えばイミプラミンでは，1日量150mgを1ヶ月分貯めこんで〔150（mg/日）× 30（日）=4500mg〕，大量服薬すると致死量に達すると言われています。安全性の問題以外にも，口渇，便秘からのイレウス，せん妄など副作用が多く，第一選択として使われることはありませんが，それでもなお残っているのは，強力な抗うつ効果を持つからです。使用するとすれば，入院例か，家族など服薬管理が可能な環境にある人になると思います。副作用が出やすく，治療を中断してしまう患者さんが多くいらっしゃいます。効果が高いために，「治ったので」と言って中断する方もいます。自殺が多いのは"なりはじめと治りかけ"と言われており，再燃するときには病識はありませんから，うつが再燃しかかったところで自殺企図ということもありえます。

1. マプロチリン（maprotiline; ルジオミール®）

　四環系です。三環系と比べると抗コリン作用が少ないということで開発されましたが，SSRIなどと比べると，抗コリン作用はあります。SSRIより鎮静作用があるので，焦燥感が強い場合などには選択肢になります。

2. アモキサピン（amoxapine; アモキサン®）

　三環系ですが，開発された時期は四環系と同時期であり，抗コリン作用は比較の上では弱いです。特徴は，ドパミン D2 遮断作用がありますので，妄想を伴う，うつの場合には妄想を改善する余地があるという点で，使うことがあります。

3. クロミプラミン（clomipramine; アナフラニール®）

　三環系の中では私は第一選択です。意欲の改善が期待できるという印象です。点滴で使えるところが良いところです。リエゾン・コンサルテーションで，身体疾患のために経口できないときなどは点滴ができることは貴重です。抗コリン作用は強く，せん妄や，イレウスには注意が必要です。

4. イミプラミン（imipramine; トフラニール®）

　三環系です。副作用がもっとも強力と思います。身体的な面や時間的な面で余裕がある場合には，ECT の前に，この薬を試すことを考慮しても良いと思います。試してみても忍容性に問題が出ることもあるので，万能とはいえませんが，やはり昔から使われている薬剤は強力です。

IX. 気分安定薬の各論

　気分安定薬には，抗てんかん薬系とリチウムがあります。いずれにせよ，即効性は期待できないので，やはり再発予防が中心です。

1. 炭酸リチウム（lithium carbonate; リーマス®）

作用機序は不明ですが，効果は確かにある薬です。治療域と中毒域が近いのが難点です。中毒の症状の初期では嘔気，嘔吐，粗大な振戦などが出ます。体内では代謝を受けず，腎から排泄されます。自殺企図の防止に唯一エビデンスがあります[73]。これについては，飲み水のリチウム濃度が自殺率を下げるとする研究もあります[49]。双極性障害でなくても，抗うつ薬の増強作用を期待して追加されることがあります。また，白血球数を増加させる作用があり，クロザピンで白血球数が少なめな場合に併用することがあります。この場合は導入の段階で白血球数が少ない場合には使わず，クロザピン開始後に追加する形にしています。また，副作用として甲状腺機能低下が起こることがありますので，血中濃度が保たれているのに，意欲の低下などが見られた場合にも，甲状腺ホルモンの検査をしたほうが良いと思います。

2. バルプロ酸ナトリウム（sodium valproate; デパケン®，バレリン®）

もとは抗てんかん薬です。抗てんかん薬としては全般性発作に用います。肝機能障害や高アンモニア血症などの副作用がありますが，リチウムやカルバマゼピンと比べると副作用が少ない印象です。失見当識などなんとなくぼんやりした感じがあるときにはアンモニア（NH_3）が上がっていることもありますので，定期的な血液検査ではアンモニアも測定したほうが良いです。薬物血中濃度の至適用量は，気分安定薬としてではなく，抗てんかん薬として設定されていますので，血中濃度が低めで

も気分安定作用を発することもよくあります。BDNF（brain derived neurotrophic factor; 脳由来神経栄養因子）などを介した神経保護作用があると言われています。代謝半減期は短いため，徐放剤で使うことが多いですが，高齢者などの場合に，眠気の遷延がせん妄につながることもあるため，あえて徐放剤でない剤形を選んで分4にすることもあります。脳血管性認知症など認知症や外傷後の人格変化度など器質性の精神症状と思われる場合で易怒性が目立つ場合に，100mg以下の少量を分割投与することもあります。精神遅滞などを合併している場合にも鎮静の選択肢に挙げることがあります。

3. カルバマゼピン（carbamazepine; テグレトール®）

　もとは抗てんかん薬です。部分発作の第一選択とされています。双極性障害に気分安定薬として使います。統合失調症の興奮に対しても保険適応があります。しかし，薬物動態には注意が必要です。カルバマゼピンは多くのCYP系の酵素を誘導することにより，他の薬物の代謝を早め，端的に治療効果を減弱させます。治療効果の減弱は，長くカルバマゼピンを飲んでいると次第に現れてくるので，特に併用薬の薬物血中濃度が測れない場合には，気づかない間に効果が減弱していることもありえます。副作用としては皮膚症状を比較的起こしやすく，重篤な場合には皮膚粘膜眼症候群（SJS），中毒性表皮壊死融解症（TEN）様の重篤な皮疹を起こすこともあります。

4. ラモトリギン（lamotrigine; ラミクタール®）

　抗てんかん薬ですが，バルプロ酸，カルバマゼピンと比べる

110 第Ⅱ部 戦術編

と新しい薬です。抗てんかん薬としては，部分発作，強直間代発作に適応があります。発売当初は併用療法のみでしたが，後から単剤療法も適応が追加になっています。双極性障害では特に抑うつ状態の再燃予防効果が特徴です。双極性障害では，うつ状態で経過する時間のほうが，躁状態で経過する時間よりも長いといわれています[27, 28]。気分安定薬や抗精神病薬による治療は，躁状態の鎮静に重きを置いているところがある一方，抗うつ薬を双極性障害に投与すると，rapid cycle 化する危険性を高めることが示唆されていますので，ラモトリギンのような薬剤は貴重です。皮疹を起こす頻度は高いために，初期用量を低めから開始し，漸増する必要があり，また，併用薬によっても初期用量が変わるので注意が必要です。相互作用が不明な場合はもっとも少ない初期用量（25mg を隔日投与）から始めるのが無難です。効果はマイルドです。

X. 認知症・高齢者での薬物療法戦術

　認知症に保険適応がある薬剤は，複数あります。コリンエステラーゼ阻害剤と，NMDA 受容体拮抗薬です。大変残念なことに，私のこれらの薬剤の使用経験は乏しいと言わざるを得ません。急性期の精神科病棟に，認知症の患者さんが入院するとすれば，状態としては興奮や，せん妄など周辺症状が主体だからです。これらの薬剤はむしろ，興奮を引き起こす可能性があるように思われ，大抵の場合には，薬剤の中止によって周辺症状が改善したりします。このような場合には認知機能の低下が進むことが多いと思います。ここで記載するのは，むしろ，認

第4章 "適切な"薬物を選択するには？ 111

知症の周辺症状に対する薬剤の選択ということになります。何らかの認知症がベースにあって，興奮をきたす場合には，抗精神病薬の使用が基本です。ただし，レビー小体型認知症が疑われる場合には，抗精神病薬の副作用が強く出ますので，少量から開始することになります。また，高齢者では腎機能が低下していることにも注意が必要です。抗コリン作用のある薬剤は，認知機能を悪化させ，せん妄を増加しますので，使用しないほうが良いと思います。

　せん妄に関しては，まずは，日中の覚醒度を上げることが必要です。4人部屋であれば，窓際にベッドを移すなども有効です。北向きの窓であっても，昼夜の区別がつきやすいからです。予防にメラトニン受容体作動薬ラメルテオンが良いという報告[20]がありますので，予防的投与が今後は検討されるかもしれません。

1. チアプリド

　抗精神病薬の各論で示しましたが，せん妄に対して保険適応があるために使いやすい薬です。リエゾンなどで拝見すると，分3毎食後などで使用している先生もいますが，明らかなせん妄の場合には，25mg分1夕から開始し，50mg分1夕，75mg分1夕など夕方に集めて使うことが私の場合は多いです。腎代謝なのが高齢者の場合には難点で，腎機能が低下しているとむしろ日中の覚醒度，活動性を抑えてしまいますので注意が必要です。

2. リスペリドン

　活性代謝物が腎代謝なので，高齢者では少量でも遷延することがあります。0.5mg オーダーで使用し，2mg 程度までのほうが良いと思います。液剤を頓服などで使用しても良いかもしれません。この場合も 0.5mg 単位です。EPS は，転倒や，誤嚥性肺炎の原因になりうるために，注意が要ります。

3. クエチアピン

　抗コリン作用がない鎮静系の抗精神病薬として使いやすいですが，糖尿病を合併している症例では使えません。代謝半減期が短いために，眠気を朝に残したくない場合には役に立ちます。糖尿病がない場合には，私はもっともよく使います。肝代謝です。

4. ハロペリドール

　抗コリン作用がないことで，せん妄にも使われますが，EPS はリスペリドンより出やすいために，0.75mg など少量で使用します。経口投与が困難な場合に，経静脈的に投与ができるところに，利点があります。

5. ミアンセリン，トラゾドン

　抗コリン作用が少ない，抗うつ薬です。眠りの質を良くする点で，夜は眠って昼は起きるという睡眠−覚醒リズムの適正化が必要な，せん妄にはよく使われる薬です。活動性低下型のせん妄では major で抑えこんでいくよりは，抗うつ薬で上げていくほうが良いのではないかと思って使っています。

6. バルプロ酸

気分安定薬の項でも説明しました。高齢者では多少なりとも陳旧性の虚血性変化を頭部 MRI などで認めることが多いので，選択肢としてありえます。自分ではあまり上手にはできませんが，60mg 分 3 などで使用されて良かった人をみたことがあります。600mg の間違いではなく，60mg（10 分の 1）です。このような処方の調整は，エビデンスとしては聞いたことはあまりなく，職人芸の領域なのですが，よく効いているように感じます。

7. 抑肝散

高齢者の易刺激性に使われるので既に有名ですね。もともとは肝気亢進を抑えるための処方で，小児の夜泣き，疳の虫が典型とされていました。漢方では五行説に基づいて，さまざまな物を，木火土金水の 5 つに分類しています。喜怒哀楽など感情を分類した場合の"怒り"と，内臓を分類した場合の肝臓は同じ木に分類されます。ですので，肝の気が活発になると怒りになります。抑肝散はもともと疳の虫と夜泣きの漢方ですが，年齢を別にすれば，夜に興奮する，せん妄患者さんの状態によく合っているといえるかもしれません。抑肝散加陳皮半夏は，抑肝散で胃腸が弱っているもの（食欲不振など）がある場合に使い分けます。

XI. 抗不安薬，睡眠薬（minor）の使い分け

いわゆるベンゾジアゼピン系の薬です。ベンゾジアゼピン系

はGABAに関連して，膜を安定化（細胞膜を脱分極させづらくする）薬です。非ベンゾジアゼピン系と呼ばれる，ゾピクロン（zopiclone, アモバン®），エスゾピクロン（eszopiclone, ルネスタ®）ゾルピデム（zolpidem, マイスリー®）はベンゾジアゼピン系と化学的な骨格が違いますが，作用機序や特性などは結果としては大体同じと思われます。GABAに関連しない睡眠薬として，スボレキサントがあり，これについては別項を立てて記載します。

　GABA受容体はClチャンネルに共役しており，GABAが結合するとClチャンネルが開きます。Clチャンネルが開くと，細胞内外の濃度勾配に従って細胞外から細胞内にCl⁻イオンが流入します。膜の電気的な興奮はNa⁺イオンが流入して起こるので，Cl⁻イオンが流入すれば膜の興奮は起こりにくくなります。ベンゾジアゼピンはGABAが受容体に結合した際に，よりチャンネルが開きやすくなるというGABAの量に依存した作用です。ですので，大量服薬しても，GABAに最大値が規定されるので，経口投与では比較的安全なところが良いところです。この系統の薬は習慣性・依存性と耐性が問題になります。

　アルコールもGABAに作用します。その上でベンゾジアゼピンと交差耐性があるので，アルコール依存症の人にはベンゾジアゼピンが効きづらくなります。

　ベンゾジアゼピン系は，アルコールの作用と似ていると考えると覚えやすいです。

　アルコールの作用は，気前が良くなる，興奮する（大虎になる），眠くなる（潰れる），ふらつく（千鳥足）などが思い浮か

びます。気前が良くなるのは，不安が減って慎重さがなくなるためでしょうし，興奮は，脱抑制と考えられます。眠くなるのは催眠効果で，千鳥足は，筋弛緩作用です。抗不安，脱抑制，催眠，筋弛緩がベンゾジアゼピンの作用で，これらの作用のバランスで，相対的に抗不安が強ければ抗不安薬，催眠が強ければ睡眠薬として分類されていますが，基本的にはどの薬も多かれ少なかれ4つの作用を持ちます。眠りについては眠りやすくしますが眠りの質は改善せず，浅い眠りが増える傾向にあります。半減期の短い薬は，効いた感じが患者さんにもよくわかるので，アドヒアランスが高いです。また，薬が切れた感じもわかりやすいものです。別の言い方をすれば，依存しやすく止めにくい薬です。半減期が長い薬は，効いた感じがよくわからなかったりする人もいるし，眠りを浅くしてしまうこともありますが，依存しにくいのが良いところです。依存性の観点から，作用時間が短い薬は，処方期間の制限があります。抗てんかん薬として処方可能なものは，処方期間の制限がありません。

　抗不安，脱抑制，催眠，筋弛緩がベンゾジアゼピンの作用で，これらはアルコールと同一です。共有しない作用として，アルコール（アルデヒド）はこれ以外に末梢性に血管を拡張するので赤くなりますがベンゾジアゼピン系では赤くなりません。アルコール離脱せん妄では，半減期の長いベンゾジアゼピン系を使います。通常の身体疾患を原因として起こる，せん妄では，ベンゾジアゼピンは増悪因子です。しかしアルコール離脱せん妄では，長時間作用型を用いることによって，徐々にGABA受容体の刺激を減少させることができるので，ベンゾジアゼピン系を用います。

依存と脱抑制の問題があり，衝動性の高い人などに，抗不安薬のみで処方することを私はあまりしません。神経症圏であっても，抗精神病薬のみか，抗精神病薬と併用したりします。

緊張病状態では，抗不安薬を比較的多量に使います。緊張病状態に対する抗不安薬はガイドラインなどにも記載があります。代謝が単純なロラゼパム，ロルメタゼパムが選択されることが多いです。

たくさんの種類があり，選択に迷ってしまいますが，私は，作用時間の長いもの，短いものと代謝経路の違いでいくつかよく使う薬があります。

1．ジアゼパム（diazepam; セルシン®）

もっとも古典的なベンゾジアゼピン系です。長時間作用型で，抗不安作用が優位です。ジアゼパムの半減期は 43 時間，活性代謝物の半減期は 60 時間くらいあります（医薬品インタビューフォーム）。注射剤もあります。経口では比較的安全ですが，静注では呼吸抑制が起こります。作用時間は長いので，拮抗薬のフルマゼニルを使用しても，フルマゼニルが切れた後にまだ作用が残っていて再び呼吸抑制に陥ることがあるので注意が要ります。適応は小児のてんかんですが，座薬があるのが面白いところです。アルコール性膵炎にアルコール離脱せん妄を合併していて経口ができない場合や，精神科病棟などで呼吸抑制時の管理が難しく静注ができない場合などに，座薬の出番になります。

第4章 "適切な"薬物を選択するには？ 117

2. ニトラゼパム（nitrazepam; ベンザリン®）

比較的長時間作用型の薬です。てんかんにも適応があります
ので外来では長めの日数で処方が可能です。

3. クロナゼパム（clonazepam; リボトリール®）

比較的長時間作用型の薬です。抗不安作用が優位と思いま
す。抗てんかん薬としてもよく使われています。「足がムズム
ズして夜眠れない」など restless legs 症候群に対して使用され
ることもあります。

4. フルニトラゼパム（flunitrazepam; ロヒプノール®）

中間型の睡眠薬です。催眠作用が優位です。静注薬があるの
で，興奮の強い患者さんの鎮静にも使います。経静脈的に投
与する場合には，呼吸抑制に注意が必要です。精神科の救急
では，ロヒプノール 1A（1cc, 2mg）20cc のシリンジで吸い，
d.i.v のボトルから追加で吸い出して合計 20cc として，ゆっく
り静注します。静注の速度は，1cc を 1 分かけてと言われま
す。臨床的にはこれより早く静注することもあります。生食
100cc に混注して，点滴として，側管から全開で落とし，入眠
したら止めるという使い方もあります。この場合は目を離した
際に全部一度に入ってしまうと呼吸抑制から低酸素血症になる
ことがあります。ハロペリドールを先行して静注し，その後フ
ルニトラゼパムの静注とすると，鎮静するまでのフルニトラゼ
パムの総量を少なくすることができるという報告[25]がありま
す。この場合でも，呼吸抑制に注意が必要なことは言うまでも
ありません。

5. エチゾラム (etizolam; デパス®)

　短時間作用型の抗不安薬です。催眠作用も比較的強い印象です。また，筋弛緩作用も比較的強いため，保険適応病名に肩こりがあります。筋緊張性頭痛にも用います。患者さんには，使った感じがよくわかるために人気がありますが，依存もしやすい印象です。

6. ロラゼパム (lorazepam; ワイパックス®)

　短時間作用型の抗不安薬です。緊張病などの文献ではよく勧められています。代謝経路は，肝臓でグルクロン酸抱合されて尿中に排出される経路であり，単純なために，負担が少なく使いやすいと思います。私は，興奮している患者さんに，minorの中で使うとしたらこちらです。

7. ロルメタゼパム (lormetazepam; エバミール®, ロラメット®)

　中間型の眠剤です。代謝経路はロラゼパムと同様グルクロン酸抱合ですので，単純なので使いやすいです。

8. ゾピクロン (zopiclone; アモバン®)

　超短時間作用型の眠剤です。飲んだ後しばらくして，「口の中が苦くなる」という不思議な副作用があります。不思議なのは薬剤そのものの味ではないという点です。

9. エスゾピクロン (eszopiclone; ルネスタ®)

　ゾピクロンの光学異性体です。ゾピクロンより苦みが少な

く，催眠効果が高いとされます。

10. ゾルピデム（zolpidem; マイスリー®）

　超短時間作用型の眠剤です。適応症に，"統合失調症および
躁うつ病に伴う不眠症は除く"とされているので，抗精神病薬
を使用するため，統合失調症などの病名がついていることが多
い精神科の急性期病棟ではやや使いづらいかもしれません。筋
弛緩作用は少ないとされますが，特に高齢者では転倒を油断し
て良いレベルではないと思います。

XII. そのほかの睡眠薬

1. ラメルテオン（ramelteon; ロゼレム®）

　松果体から分泌されるホルモンで，メラトニンというものが
あります。メラトニンは視交叉上核に作用して，サーカディア
ンリズム（概日リズム）に関連しています。ラメルテオンは，
メラトニン受容体を作動して，自然な眠りを引き起こす，メラ
トニン受容体作動薬です。作用はマイルドで，筋弛緩作用な
ど，GABA関連の睡眠薬にみられる作用はありませんので，
高齢者など転倒リスクのある患者さんには良いと思います。ま
た，習慣性の問題もないと思われます。睡眠相の後退している
若者にも処方しますが，寝る前には，光るもの（PCモニター，
スマホなど）を見ないようにするなど，環境の調整も併せて行
わないと，なかなか眠りにはつながらないようです。ICUな
どに入院した高齢者に対して，予防的に投与し，せん妄の出現
を抑えたという文献があります[20]。

2. スボレキサント（suvorexant; ベルソムラ®）

2014年に発売された睡眠薬です。オレキシンというホルモンに関連して作用を発揮します。オレキシンは食欲に関連するホルモンとして同定されました[55]。その後ナルコレプシーの病因が，オレキシン産生神経の変性であることが明らかになり，オレキシンが睡眠に重要な役割を持っていることがわかりました。ちなみにオレキシンの語源となった orexia は食欲を意味するギリシャ語です。接頭辞 an をつけた，anorexia のほうは，anorexia nervosa（神経性食欲不振症）として，精神科医としてはおなじみの用語です。

スボレキサントは，オレキシン受容体アンタゴニストとして働くことで睡眠を誘発します。GABA 受容体関連と比べると，ふらつきの副作用が少ないことは利点です。添付文書では習慣性医薬品に分類されていますが，習慣性についての評価はもう少し時間がかかるかもしれません。作用時間は長めなので日中に眠気が残る可能性はあります。ラメルテオンと比べると，しっかりした催眠効果があると思います。作用機序が異なりますので，GABA 受容体に関連した睡眠薬からの切り替えなどでも期待できると思います。

XIII. 漢方薬の処方戦術

私の実家が薬局を営んでいたことがあり，その主力商品が漢方製剤であったため馴染みがあってよく使用しています。独学ですので，打率はよくありませんし，使える方剤も限られていますが，簡単に触れます。教科書では，"症例から学ぶ和漢診

第4章 "適切な"薬物を選択するには？　　121

療学"がわかりやすいと思います [67)]。

　漢方は基本的には複数の生薬を配合した製剤です。多剤併用になります。場合によってはいくつかの方剤を組み合わせて同時に処方することもありえます。

　西洋薬と比べて副作用の頻度は圧倒的に少ないですが，たまに起きることがあります。副作用として注意が必要な生薬は，柴胡と甘草です。柴胡は抗ストレス薬といわれていて，特に精神科で使う薬にはよく配合されています。副作用として間質性肺炎を起こす可能性があります。甘草は文字通り甘い生薬です。ヨーロッパではリコリスとして，お菓子に使われたりします。また，肝臓保護役のグリチルリチン酸も甘草からの抽出物です。味を整えるためもあり，こちらもかなりたくさんの方剤に入っています。副作用は，偽性アルドステロン症です。低カリウム血症が起こりますので注意が必要です。

　精神科では，神経症圏の患者さんは被暗示性が高い人が多いせいか，よく効くように思います。処方する際に，「独特の味がします。良薬口に苦し，です」などと，暗示をかけたりしています。また，健康志向や，副作用を極端に恐れる人も，漢方薬を好みます。一方で，統合失調症の患者さんは意外と漢方薬に効果を感じない人が多い印象があります。

　漢方の処方にあたって，ヒントになるのが，漢方的な症状の見方です。これを証と呼びます。証がわかれば，方剤は決まってくるものです。どんな人にも証を取ることはできますので，何らかの処方をすることが可能ですが，私の場合は，私の知っている漢方にあった証を持っている人にだけ，処方しています。証は，①虚実と②気血水とだけは見ます。

1. 虚実

　虚実は全身を少し遠目に見たときの印象で分ける程度で良いと思います。この場合迷ったときには虚で判断して良いと思います。

　虚は全体の印象が弱々しい感じの人です。基本的には痩せ型です。太っていても，ぶよぶよした太り方の場合には虚と判断することがあります。

　実は，力が強く，充実しているような人です。太っている人で，中に水の詰まった水風船のように，充実した太り方をしている場合が典型です。痩せていても筋肉質な場合は実と判断することもあります。

　虚証と実証の間くらいの，フツウの人を，中間証といいます。

2. 気血水

　気血水は，それぞれ体を巡っていると考えられている要素です。漢方ではこのような物質が体を正しい順序で円滑に巡っているときが健康であり，滞ったり逆流したりすると症状が出てくると考えます。たいていは外からは見えないので，症状をこのような概念で分けています。

　血がもっともわかりやすい概念ですのでこれから説明すると，概ね血液の循環のことと考えて良いと思います。血が関係する症状は，肩こりや赤ら顔，生理不順，それから栄養状態です。

　肩こりと生理不順は血のめぐりが悪い状態で，証としては瘀血と呼びます。舌の裏側の静脈を見て，蛇行したり怒張したり

しているように目立っているときは瘀血です。

血虚という証もあります。栄養状態が悪いことで，爪が乾燥している，髪の毛がパサパサしている印象のときは血虚といいます。爪の色で白っぽくなっているときも血虚です。女性であれば経血が少ないときも血虚になります。

血虚と瘀血は同時に起こることもあります。

水は，血以外の目に見える循環しているものです。これは証としては，水毒（水滞）だけ見ています。舌診で舌を出してもらい，舌の側面に歯の跡が付いているかどうかで判断します。歯の跡を歯痕と呼びますが，歯痕があれば水毒です。また鼻水は水毒です。腹診を私はあまりやりませんが，みぞおちを軽く押してチャポチャポ音がすると水毒です。

気は目に見えない"何らかの流れ"です。これがもっともイメージしづらいです。元気，気を使う，気になる，気をつけるなど体の根本的なエネルギーであり，注意や集中など精神的な活動にも影響をしています。いわゆるうつ病のうつも，もともとは漢方用語の気鬱からきています。気が滞って動かなくなった状態です。気には健康なときの正しい流れの方向があり，滞ったり（気鬱），逆流したり（気逆）したときに健康を害します。また，量が少なくなっても不健康です（気虚）。気の量が多くなると，スーパーサイヤ人[70]になれると言われています。

気持ちが塞ぎこむようなときは，気鬱です。元気がなくてやる気が起きないときは気虚です。喉が詰まった感じは気鬱です。嘔吐などで逆流するときは気逆です。更年期などのホットフラッシュは下から上に気が昇っていると考えられ，気逆の症状になります。

3. 五行説

五行説は，万物を木火土金水の5つの要素にそれぞれ属するものとして分類して理解するものです。道教など若干宗教的で怪しい雰囲気があり，中二病マインドをくすぐります。五行相克や五行相生などそれぞれに関係がありますが，ここでは省きます。臓器や感情なども五行に分類されます。ここでなぜ触れるかというと，漢方の名前の表記を理解するために，結構便利だからです。例えば，前述していますが，肝臓と怒りは同じ木に分類されていますので，抑肝散は怒りを抑えるというふうに考えることができます。白虎加人参湯の白虎は，この方剤の主な生薬は石膏で，色が白いことから来ていますが，同時に，中国の四方を守る四獣神の一つであり，西を表します。西は五行説では秋を意味し，熱を冷ますことを意味します。

他の証のみかたに，寒と熱，燥と湿などがあります。寒ければ温める，熱ければ冷ます，乾燥していれば潤す，湿潤であれば乾かすなど生薬にそれぞれ性質があるのでこれらを組み合わされたものが，方剤になります。

よく使う方剤について記載していきます。

XIV. 漢方薬の各論

1. 半夏厚朴湯

ヒステリー球という症状があります。喉に玉がつかえている，喉が詰まっているなどという症状です。漢方では梅核気と呼ばれ，この症状に対する方剤として半夏厚朴湯の記載があります（金匱要略）。喉が詰まって苦しい感じの症状は，よく聞

第4章 "適切な"薬物を選択するには？　125

くと結構あります。パニック発作でやってくる患者さんには，喉に何か詰まっているような感じがあるか聞いています。明らかなパニック発作では SSRI など抗うつ薬がメインになりますが，半夏厚朴湯を併用したりします。「胸が詰まって食べられない」などと訴えるならこの漢方が合うと思います。証としては，中間証くらいです。

2.　柴朴湯

　半夏厚朴湯と小柴胡湯の合方です（漢方では生薬をレシピにそって合わせた薬の種類を方と呼び，いくつかの薬を合わせたものを合方と呼びます）。小柴胡湯は肝炎などにも使われます。半夏厚朴湯のような症状で，咳や食欲不振が強い場合，イライラが目立つ場合は，これに変えても良いと思います。柴胡は抗ストレス薬と言われていますので，精神科的には合いそうです。一方で間質性肺炎の副作用なども注意が必要な薬です。

3.　小半夏加茯苓湯，茯苓飲合半夏厚朴湯

もとは　悪阻の薬ですが，摂食障害の嘔気，嘔吐に使ったりします。舌をみて，水毒があって，吐き気を訴える摂食障害の患者さんに使ったことはあります。体重は増加しませんので，スルピリドなど抗精神病薬とともに補助的に使います。

4.　五苓散

　私自身も愛用している水毒の薬です。舌に歯痕があれば，広く合いやすいので，まず考えます。喉が渇いているのに尿があまり出ていないときや，水毒に頭痛が伴う場合に使います。

5. 柴苓湯
さいれいとう

小柴胡湯と五苓散の合剤です。基本的には水毒の処方です。ストレスがかかっていて，喉が渇く人には良さそうです。精神科的には，病的多飲水の方に合いそうで，実際にいくつか文献があります[29, 33, 50]。

6. 白虎加人参湯
びゃっこかにんじんとう

口渇に対する漢方の代表的なものです。こちらは水毒ではなく，少し熱っぽいものに使うとされます。見た目の印象で暑そうというもの，自覚的に暑いと感じている場合に，漢方的に冷ます作用があります。向精神薬による口渇に対する文献があります[24, 65]。

7. 加味逍遥散
かみしょうようさん

更年期系の３剤の代表です。更年期症状は基本的には瘀血と考えて良いと思います。加味とは，一つ味を加えるという意味ですが，この場合は逍遥散という方剤に，一つ生薬を加えており，その生薬とは柴胡です。加味逍遥散も柴胡剤に入ります。中間証で瘀血の方で，特に，イライラした感じがみられる場合に使います。

8. 桂枝茯苓丸
けいしぶくりょうがん

更年期系の３剤の一つです。特にいわゆるホットフラッシュ，急な顔のほてりに対して使われます。精神症状よりはめまい，のぼせ，手足の冷えなど身体症状が目立つ場合に使います。

第4章 "適切な"薬物を選択するには？　127

9.　当帰芍薬散

　更年期系の3剤の一つです。やはり身体症状ですが，更年期の瘀血に水毒が伴います。更年期の女性に舌の歯痕があれば，使って良いと思います。やや虚証気味で，加味逍遥散よりは力がない感じで水太りという方に合います。生理痛がひどいときも合うと思います。

10.　芍薬甘草湯

　こちらは更年期ではなく，腹痛の薬です。こむらがえりの特効薬と言われます。芍薬つながりでここに入れました。

11.　抑肝散，抑肝散加陳皮半夏

認知症のところでも書きました。せん妄に使います。両者の使い分けとしては，陳皮半夏のほうは消化器が弱っているものに使います。消化器というと普通は胃や腸ですが，漢方では脾です。せん妄でも，食欲がなくて元気がない患者さんには抑肝散加陳皮半夏です。

12.　黄連解毒湯

　赤ら顔で，イライラする実証気味の人に使います。肝胆湿熱・瘀血が証です。四字熟語が漢方っぽいので，私の母（薬剤師）が盛んに言いたがっていたのが良い思い出です。肝が出てきましたので，やはり感情としては怒りに関連しますから，イライラしている人になります。舌の色は赤く，舌の苔が黄色っぽい人には，合いそうです。

13. 温清飲

黄連解毒湯＋四物湯の合方です。黄連解毒湯の証で，さらに血虚がある場合に使います。黄連解毒湯は熱を冷ます処方で，四物湯は血行を良くして温める処方なので逆のことをしています。のぼせることがあって，イライラする方で，一方で手足が冷えるような方に使います。

14. 防風通聖散

熱を冷ます系の漢方です。皮下脂肪の多い肥満の方の便秘が標的です。麻黄が配合されており，漢方のやせ薬として市販薬にもなっています。痩せるために使う場合は，体が慣れてしまうために，連続して使用するのではなくて，2週使って2週休薬という使い方が良いと言われています。

15. 大建中湯

外科領域で術後の便秘に使われます。便秘に対してエビデンスもあるようですし，比較的証にとらわれなくても使いやすいところからよく使われています。

16. 大黄甘草湯

やはり，便秘で使いますが，実証気味の方に使います。便が硬い方では，潤腸湯を使います。

17. 八味地黄丸，牛車腎気丸

年寄りでは一般に，腎の気が低下しているとされます。八味地黄丸・牛車腎気丸はお年寄りで，排尿困難，頻尿や下肢痛，

下肢のしびれなどが見られる場合に使います。65歳以上が高齢者になりますが，最近の65歳の方は若々しい方も多い印象があります。"お年寄りらしさ"が漢方の証には重要です。牛車腎気丸と八味地黄丸は似ている処方で，牛車腎気丸は，八味地黄丸に牛膝と車前子を加えて，水毒に対する作用を強めていますので，浮腫がある場合などに使います。

18. 真武湯

附子，生姜，芍薬が入って温める系です。水毒があって冷えていて，痛みがあるような場合に使います。痩せていて，冬は寒くて大変だろうなっていう方に使います。痩せたお年寄りでは当たる率が高いと思います。真武湯と八味地黄丸と牛車腎気丸には附子が入っています。附子はいわゆるトリカブトで，毒性があります。中毒症状としては，口や舌のしびれ，頻脈など不整脈，悪心などがありえます。

19. 加味帰脾湯

この加味も柴胡が入っているという意味です。ストレスが掛かってイライラしていて，眠れない方に使います。漢方的には気虚＋血虚です。体力はなさそうなのに，少しギラギラして興奮気味で眠れない神経症圏の人に処方しています。

20. 十全大補湯

気虚，血虚の薬です。加味帰脾湯より血虚が強い方が対象で，精神症状はあまりなくても良いです。気力がなくて貧血気味の人に使います。虚証です。

21. 補中益気湯

気虚の薬です。気力がなくて力のない感じの人に使います。虚証です。痩せて食欲がなくて，元"気"がないような人は，十全大補湯か補中益気湯を出して，問題ないと思います。

22. 清暑益気湯

夏バテの薬です。暑さでだるくなっている状態は，気虚で熱を持っていますので，気を補って冷まします。十全大補湯や補中益気湯は，温める方剤ですが，こちらは冷ます方剤です。虚証です。

23. 参蘇飲

漢方の総合感冒薬と言われています。葛根湯と比べると，咳や痰などの症状にも対応しています。理気といって気鬱を晴らすと言われています。食欲不振などを伴う場合にも良いです。

24. 香蘇散

気鬱を晴らす薬です。風邪のときにも使います。葛根湯と違って，悪寒や肩こりはない場合です。虚証の薬です。

25. 葛根湯

葛根湯は風邪薬というよりは，悪寒と筋肉痛を伴う風邪，インフルエンザの薬です。悪寒や筋肉痛は，証としては表寒といいます。頭痛や肩こりなども表寒の症状です。表寒に対しては，麻黄という生薬が入ります。麻黄には興奮作用のあるエフェドリンが含まれており，気管支拡張の作用があったりし

て，汗を促します。

26. 小青竜湯

小青竜湯には，やはり麻黄が入っているので表寒があるとき
に使います。一番のポイントは鼻水が出るかどうかです。水毒
を解消する作用もあります。表寒＋水毒の薬です。

XV. まとめ

この項では私の薬物療法戦術についてまとめました。それぞ
れの薬で，他の先生から見れば別の考え方もあると思います。
薬物療法は，精神科治療の主軸であることは間違いありません
が，その病態や効果の理論的背景は知られていないことも多い
ので，随時新しい知識に置き換えていくことが必要と思いまし
た。

5
魔法の言葉？
精神科医って何してる？
〈精神療法の戦術〉

　精神科医は，診察をすると，精神療法として診療報酬を請求
します。この精神療法って何なのでしょうか。「そこは，精神
療法で！」などと，先輩医師が言っているのを聞いて，社会人
1年目の私は，実際に尋ねたことがあります。「その精神療法っ
て一体何をしているんですか」と。そのときの医師は，「精神
療法って，傍から見てると何もしてないようだけれど，自分の
中には何か手応えみたいなものが残るものなんだよね」と教え
てくれました。当時の私は（それほど昔でもありません），実
態はよくわかりませんでしたが，謙虚であれ，というくらいの
意味で理解したように思います。精神科医が，謙虚に話を聞い
て話をすれば，精神療法になるのでしょうか。とても難しい問
題のように思いました。私は，この質問に答えを見つけること
は放棄して，とりあえずは，精神療法とは，話をしたり聞いた
りすることによって，患者さんを治癒に向かわせる技法であ
る，と仮に定義しました。果たして，そんなことが可能なのか
どうかという疑問もありましたが，それは脇に置いておいて，
まず，明日からできる，話したり，話を聞いたりする面接の技
法について，身につけることを優先することにしました。その

ような中で，教科書に載っている方法を試したり，上級医師から教えてもらったりしたこともありますが，一番は患者さんに教えてもらったような気がします。

　うまくいった経験を次に活かすために，この項では，それぞれの技法・戦術に名前をつけて整理してみることにします。自分がとった戦術に名前をつけることは重要です。あいまいな"患者さんとのやりとり"という技術から，名前を付けることによって戦術としての具体性が増しますし，次に同じような場面に出くわしたときに，再現しやすくなるからです。

I.　セルフ・モニタリング

　ビギナーの頃，良い予診を取るために必要なことの第一として，前の晩によく眠ることと指導されました。精神科医は自らのこころの状態をモニターする必要があるからです。ある患者さんと相対して，すぐに，自分がイライラしたとしましょう。イライラした理由は何か？　もし初対面で人をイライラさせるような言動をする人物だとすれば，おそらく診察場面でない日常生活の上でも対人関係には問題をはらみやすいと想像することができます。治療者が面接の際にイライラしたということが，その患者さんはパーソナリティの問題を抱えていることを示唆している，などと想像することができます。しかし，治療者側に何らかのイライラしやすい状況があったとしたらどうでしょうか。寝不足であったり，時間に追われていたりしていて，イライラしやすかったとしたら，患者さんの評価を見間違うかもしれません。精神科では，身体科のように，精神状態を

数値化することは難しいものです。自分のこころをモニターすることは，患者さんの状態を測るために，重要となることがあるのです。評価者間の信頼性は低い可能性もありますが，治療者のこころの状況をある程度同じ状態におけるのであれば，再現性を高めることができると思います。

II. 説明すること，名付ける，ラベルを貼る

　もっとも原始的な精神療法は，名前を付けるということだと考えます。それまで何だかわからない得体のしれないものや現象に何か名前が付くと，それだけで，現象が理解できて，安心した気持ちになります。例えば，古代においてシャーマンが病気を精霊によるものと説明したり，おかしな言動をする人物を狐憑きや神懸かりなどと名付けたりすることによって，理解を超えた得体のしれないものが，一つの現象として特定され，コミュニティが一応の安心を得ることなどがあげられます。この例の場合は，"病気"の患者さんに対する精神療法であるだけでなく，患者さんの周囲の村人に対する精神療法でもあるということになります。この名付ける，あるいはラベルを貼るという作業は，強力な効果を持っていますので，精神科にかぎらず医療全体にわたって，患者さんに対して精神療法的に働いていると思います。患者さんは原因を知りたいといって来院し，たとえそれには本質的な解決法がなかったとしても，原因が特定されれば一応の安心を得るという場合が結構見られるのです。日々の精神医療で言えば，統合失調症について教科書的な説明するということだけでも，しばしば，精神療法的に働くので

す。それは，統合失調症をドパミン仮説で説明することや，
「疫学的な統計の結果として，100人に1人くらい発症します」などと説明することも含まれるのです。このように病名というラベルを貼ることは，非常に強力に安定をもたらします。しかし，強力なラベルは，剥がすのが厄介になるという危険性をはらみます。危険性については，後で言及する，うつ病の神経症化（p.165）とも関係するように思います。また，ラベルがスティグマになることもあり，万能ではありません。

Ⅲ. 外在化

　外在化は，マイケル・ホワイトによる，ナラティブ・セラピーの技法の一つです。何か周囲が困るような，そして本人が悩むような症状・行動が生じているとします。その行動に名前を付け，擬人化することによって，本人から切り離す技法です。例えば，過食嘔吐を繰り返す思春期の患者さんがいたとします。「どうしてそんなことをするのか」「やめなさい」などと，患者さんに言ったとしたらどうなるでしょうか。もちろん患者さんの意思のみで止められることであればそうするでしょう。自分の意思のみで止められないから，困って悩むのです。外在化は，患者さん自身に症状に名前を付けさせたりします。過食嘔吐の症状に，例えば，「タベハッキー」と名前を付けたとしましょう。これによって，患者さんには，「どうしたらタベハッキーが出てこないか，一緒に考えよう」などということができます。症状を患者さんから切り離すことによって，患者さんは困った行動の結果を免責され，治療同盟が組みやすくな

るのです。

　この構造は，妖怪ウォッチに似ています。妖怪ウォッチは，日常生活に潜む妖怪を見つけて仲間にしたり退治したりするゲームです。2013年に発売されたゲームで，小学生の間で爆発的なブームになりました。困ったことがあると，何でも妖怪のせいにしてしまう子どもも現れて（わが家にも），結構困りました。

　名前を付けることは，ラベルを貼って説明すると同時に，場合によっては問題を患者さんの外側に移動させる"外在化"によって免責し，治療同盟を成立させる効果もあるかもしれません。

Ⅳ．傾聴する

　傾聴というのは，いわゆるカウンセリングの基本として，必ず出てきます。批判をせずにただ話を聞くという技法です。この技法の中には，相槌のバリエーションや，オウム返しといった技法を含みます。患者さんから何かを語りかけられると，語りかけられた治療者にもさまざまな反応が生まれます。素直に感動したり，共感したりということだけなら良いですが，少なからず批判したくなったり，修正したくなったり，反論したくなったりすることがあります。傾聴の技法をきちんと行う場合には，批判，反論，修正などといった自然な反応は表出せずに，ひたすら話を聞くのです。相槌のニュアンスを変えてバリエーションを作ったり，相手の言うことを繰り返したりします。患者さんが，「頭にきたんです」と言ってきたら，「頭にき

たんですね」などと答えるのがオウム返しです。オウム返しのコツは，聞いている治療者がどう思っているかでなくて，語っている患者さんが，どう思っているかということを，そのまま返すということです。例えば，「それは頭にきますよね」と表面的に賛同するのでもなく，「頭にくるのは気が短すぎやしませんか」などと批判することもなく，あなたは頭にきたんですねという事実を確認するということです。

ところで，傾聴にはどうして，治療的効果があるのでしょうか。私は傾聴の効果は，ラベルを貼るのとまったく同じ原理が働いているように思います。傾聴するという，治療者側の行為の反対側で，患者さんは，自分の症状を語ります。傾聴の治療的効果は，傾聴するという治療者の行為の結果ではなく，患者さんが自ら語る，語らせるというところにあるように思います。患者さんが自らの“症状”や“問題”を，自分の言葉で語ることによって，“症状”や“問題”に言語的な説明を加えることと同義になるのです。治療者がラベルを貼るのでなく，患者さんが自らラベルを貼るように仕向ける，そのために語らせる，それが傾聴であり，患者さん自身によるラベリングが傾聴の治療的効果を生んでいると，私は考えます。傾聴とは“聞くこと”でなく，“語らせること”なのです。語らせるという効果は，精神分析・力動的精神療法，ナラティブ療法などに共通する原理かもしれません。

語らせることに治療的な意味があるとすれば，例えば，傾聴の技法の一つである，「積極的な沈黙」の効果も理解できます。会話の途中で沈黙が訪れると，居心地の悪いものです。治療者にとっても面接中の沈黙は，居心地が悪いです。この居心

地悪さは，不思議と同じ空間を共有している患者さんも感じているものです。ついつい，沈黙を埋めるように質問を重ねてしまいますが，あえて，沈黙を1分間続けるというのが，積極的な沈黙という技法です。沈黙の居心地悪さによって，患者さんの言語化を進めることができ，言語化は治療的に働くという理屈です。

　ラベル貼りや傾聴は強力な技法ですが，万能ではありません。妄想はいくら語らせても，納得のいく説明にたどり着きません。また，周囲から見れば間違った方法でラベル貼りしてしまったために，やたらと攻撃的，他罰的になるようないわゆるパーソナリティ障害の方もいます。このような人たちにどのよう対峙すれば良いのでしょうか。私がヒントを得たのは，マスターソンの“自己愛と境界例”[38]という本です。

V．解釈と直面化

　大変残念なことに，私は精神分析的な治療法についての認識は非常に浅いものにとどまっており，ここに書かれる内容には，大きな偏りや誤解があるかもしれませんが，あくまで私が連想したこととして，お読みいただきたいと思います。

　マスターソンの本には，治療技法について，解釈と直面化という2つの治療技法を組み合わせるという記載があります。解釈は，“なぜ患者はそのように行動したのかを示唆する”技法であり，直面化は，“その行動が患者自身にとってどれほど有害なのかということに注意を向けさせ，患者自身がその理由を考えるようにさせる”技法です。マスターソンは，境界例には

直面化を，自己愛には解釈を原則として用いると述べ，同時に，このような使い分けはあくまで原則であって，直面化と解釈のどちらに重点を置くかという相対的な問題であるともしています。マスターソンは境界性パーソナリティ障害と自己愛性パーソナリティ障害に絞っていますが，治療の難しいパーソナリティ障害はたいていどちらかの性質を持ちますから，解釈と直面化はその比率を変えることによって，さまざまなパーソナリティ障害に対応できる可能性があります。

　さて，解釈と直面化ですが，実際にはどのように行うのでしょうか。私は，ある行動の原因について言及すると解釈になり，ある行動の結果（行動によっては有害であるとは限らない）について言及すると直面化になる，と大雑把に理解しています。

　例えば，暴れて受診した患者さんに対して，「どうして暴れたの？」「そういうわけだったのか，それはきっと寂しかったんだね」などと言うことは，暴れた原因について解釈しているといえます。一方，「暴れた結果どうなったの？」などと聞けば，人間関係にヒビが入ったり，誰かを傷つけたりした結果に目が向くことになり，直面化していることになります。

　直面化と解釈の割合を計算し，問診の構成を考えると，戦略的な診察ができるのではないでしょうか。戦略的というと，壮大な気がしますが，実際には，大雑把に，解釈が多過ぎたら直面化する質問を入れるくらいでも構わないと思います。

　解釈は概ね支持的です。行動に原因があるとわかれば，たいていは外在化され，患者さん本人にとっては，免責的に働き，行為の結果を受容することになります。直面化は，往々にして

第5章 魔法の言葉？ 精神療法って何してる？ 141

侵襲的です。たいていは行動のもたらす不利な結果について，患者さんは否認していることが多いからです。直面化することによって，まずい結果に目がいった場合には，自然と患者さんに変化を促すことになります。これが侵襲的で，苦痛を与える結果になるのでしょう。つまり，変化は成長の基であり，成長には苦痛を伴うということでしょうか。パーソナリティ障害の治療においては，支持的であるばかりでは，人間的な成長を促すことができませんが，直面化が多いと患者さんは治療の場から離れてしまいます。

　直面化もいつも侵襲的ではありません。例えば，ミラクル・クエスチョンで質問し，それが部分的にも現実に起こっていなかったか調べていく，ブリーフ・セラピーのソリューション・フォーカスト・アプローチは，直面化ですが，侵襲的ではなさそうです。ソリューション・フォーカスト・アプローチでは，既に解決されていることに注目しており，変化を求めるわけでないことから，侵襲的となっていないと考えられます（p.162参照）。

　さて，このように，行動の原因について言及することを解釈，結果について言及することを直面化と定義すれば，他のさまざまな精神療法の技法について，分類することができそうです。例えば精神分析では，ある症状の"原因"を幼少期の性的体験として"解釈"します。これは，ほぼ原義に沿っています。症状の原因を，歪んだ認知やスキーマとして"解釈"すれば認知行動療法的になります。認知行動療法の3カラム法（p.194参照）で状況をとらえ，自動思考を把握し，妥当な思考を再考します。自動思考の結果の良くない感情を捉えること

142 　　　第Ⅱ部　戦術編

は，直面化といえるかもしれません。

Ⅵ. 変化と受容

　解釈と直面化の技法を考えるときに，よく似た2項対立が，他の技法でも言われているように思います。それは，"変化"と"受容"を唱える，弁証法的行動療法（dialectical behavior therapy: DBT）です。DBT は，東洋的な影響を受けた瞑想（マインドフルネス）とスキルトレーニングがよく強調されているように思いますが，私の考えでは，変化と受容の2項の対立がもっとも弁証法の弁証法たる所以であると思います。弁証法という言葉は少し難しいです。相反する立場から成る要素（"テーゼ"と"アンチテーゼ"）を結合（あるいは統合）し，新たに統合された要素（"ジンテーゼ"）を生じることを，弁証法と呼ぶことができます[2]。変化と受容は相反することのように見えます。変化は，今の状態を変えることで，受容とはありのままを受け入れることだからです。変えてしまうなら，ありのままに受け入れることにはなりませんし，ありのままに受け入れれば変化は起きません。しかし，DBT ではこれらの両方が必要であるとしています。変化と受容をどのように統合するかは後に置くとして，これは，解釈と直面化と非常によく似た構造です。例えば，解釈をすることによって，原因が説明されれば，たいていは支持的に働きますので，現状を受容することにつながります。一方で直面化によって問題に目を向けることになれば，変化せざるを得ません。

　認知行動療法を例に取ると，変化と受容の関係はもう少し複

雑です。認知行動療法では，①ある状況があって，②それに対する歪んだ認知の結果，③不快な感情が生まれます。このような理論のもと，①ある状況に対して②'歪んだ認知を適切な認知に"変化"させることによって，③'適切な感情が生まれます。このような認知の"変化"によって，状況はまったく変化していないにもかかわらず，その状況を"受容"することになるのです。

　さらに細かく見ると，パーソナリティ障害の患者さんはたいてい，"他罰的"です。他罰的な人は，ある状況で不快な感情が出てきた場合，それは，自分ではない誰かのせいだと考えます。他罰的な怒りに対して，認知行動療法は，患者さん自身の不適切な認知に"直面化"させるのです。これによって，認知を変化させる方向に動機づけられます。

　"原因"を認知行動療法モデルで"解釈"し，歪んだ認知の結果としての不快な感情に"直面化"することで認知を"変化"させる契機が生まれ，適切な認知によって，状況を"解釈"することで感情が適切なものに"変化"し，状況を"受容"できるようになる。一見対立する概念であった，変化と受容が，刻々と移り変わっていく。これは，弁証法で言う，ジンテーゼといえるかもしれません。受容と変化は，対立するのでなく，受容から変化が生まれ，変化からまた受容が生まれる，円環的な移り変わりがあるのです。対立し合う両規定の統一はヘーゲルの弁証法[17]ですが，円環的な移り変わりには，道教の思想で見られるような陰陽太極図を思い出します。DBTのリネハンは，東洋的な思想からヒントを得たと述べていますが，陰陽太極図（図5.1）はまさしく東洋的なイメージです。

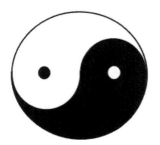

図 5.1　陰陽太極図

VII. 成長と成熟

　解釈と直面化によって，適切な変化と受容が起こると，患者さんはどのような状態になってゆくでしょうか。特にパーソナリティ障害の患者さんはどのような人生を送るのでしょうか。変化と受容は，患者さんの人生で，どのような意味を持つのでしょうか。

　大変残念なことに，パーソナリティ障害の患者さんの性格は，治療によって変化しません。精神療法を含む治療によって，性格が変えられると考えているとしたら，それは魔術的思考であり，治療でなく魔術です。"人間が人間を変えられるという幻想は，あくまでも魔術の領域"[31, 34]なのです。性格が変わらないということは非常に重要な前提です。性格が変わらなければならないとしたら，それは患者さんのこれまでの性格を否定することにつながりかねないからです。パーソナリティ障害の患者さんは，"性格が悪い人"ではありません。性格には良いも悪いもないのです。真面目，律儀，几帳面な人は，頑

固，強情で，融通の利かない人になります。大らかで包容力の
ある人は，大雑把で気の利かない人でもあるかもしれません。
優しい人は優柔不断です。性格は同じような性質でも，良いよ
うに働くこともあれば，悪い面が目立つこともあるのです。治
療によって変わるとすれば，それはあくまでも，パーソナリ
ティの良い面がうまく出るようになって，悪い面が目立たなく
なるだけです。「年をとって丸くなる」といいます。このよう
な，周りの状況に合わせて良い面が出せるように変化していく
過程を成長と呼ぶのだと思います。あるいは，成長の結果，自
分の性格や周囲の環境を，受け入れられることを成熟というの
でしょう。成長と成熟も相反するものではありません。2つが
うまく組み合わさって，人生の物語が紡がれていくのだと思い
ます。

　直面化，変化，成長と解釈，受容，成熟がそれぞれ移り変わ
りながら，治療が進んでゆくのが理想です。技術的な視点に立
てば，直面化と解釈という技法の比率を変えながら，患者さん
の受容と変化を適切に繰り返していくよう誘導する技法，それ
が精神療法ということになるでしょうか。

Ⅷ. 精神療法の目的

　精神療法は，何のために行われるのでしょうか。成長や成熟
は，おそらく，誰かが介入しても，あるいはしなくても起こっ
ていくものでしょうし，精神療法が患者さんを変えることがな
いのだとしたら，どのような意味があるのでしょうか。

　精神療法を必要とする患者さんは，多くの場合孤立していま

す。例えば，うつ病の患者さんが，悩みを友人に話したとしましょう。友人は親身になって，良いアドバイスをしました。しかし，うつ病の患者さんはそれを受け入れることが難しいのです。

「そんなことは私には難しくてできない」

「もう既にやったけれどうまくいかなかった」

どんなに良い（と思ってする）アドバイスも，うつ病の患者さんにとっては途方もなく困難で，険しい道のりなのです。それがわからなければ，アドバイスをくれる友人は次第に去って行ってしまうでしょう。そして患者さんはますます孤立を深め，悲観に染まります。そばから離れたくなる，去りたくなる気持ちにさせるのは，うつ病ばかりではありません。統合失調症の患者さんから，妄想に基づいた激しい敵意や攻撃を受けることもあります。お前のせいで今から死ぬなどと脅迫まがいの電話をかけてくる，ということもありえます。

治療者であっても，治療関係を終わらせたくなる衝動に駆られることもあります。

しかし，治療者は，精神療法を実施しながら，さまざまな解釈を行うことによって，患者さんの行動に意味を見つけ，患者さんを理解できたような気持ちになります。理解できれば，治療関係を維持することができます。さまざまな精神療法の技法・戦術は，さまざまな解釈や直面化を，セラピスト自身に図ることで，自ら孤立しようとする患者さんのそばにセラピストが立ち続けられるようにしてくれるものなのだと思います。精神科医が踏みとどまることで，患者さんは孤立せず，死にたくなったり，死ぬのが怖くなったりしながら，成長し成熟し，

第5章　魔法の言葉？　精神療法って何してる？　　　147

「回復」してゆくのでしょう。つまり精神療法とは，端的には，治療者を治療関係の場に留まらせる技術，ということができるのです。患者さんという他人を変えることは至難の業です。治療者が治療者自身を，"変える"ことは，他人を変えるよりは，簡単なことだと思います。精神療法は，患者さんのためだけでなく，ある意味で，セラピストたる精神科医のために行われるのだと思います。

IX.　病名告知の戦術

　病名の告知は，もっとも強力であり，そのために副作用も大きい，ラベリングの一つです。直面化と解釈という軸で分類すれば，原因について説明するので，解釈に入るでしょうか。パーソナリティ障害，適応障害，軽い発達障害といった，広い意味での精神疾患と，統合失調症や双極性障害といった狭い意味での精神病では，その作用や方向性は若干異なります。広い意味での精神疾患の患者さんでは，たいていの場合，病名を付けられたがることが多くあります。狭い意味での精神病の患者さんは逆に，病名を付けられることを拒むことが多い印象です。病気であることを否認している患者さんにとっては，病名を告げるという解釈によって，現実的な問題に直面化することになるかもしれません。

　病名を告知する前に，十分に生活歴を聴取しておくと，生活歴を踏み台にして，より患者さんの体験に則した説明ができるように思います。

1. パーソナリティ障害のラベリング

　私は，パーソナリティ障害の患者さんに対しては，たいてい病名を告知します。病名を告知した上で，それを無効化するような説明を丁寧に行います。病名を告知するタイミングとしては，診断が可能であれば初診時が多いです。前置きとして，「まだ1時間くらいしか話をしていませんから，今後，修正することもありますが，今の診立てとして」などと断ってから，病名を告げます。病名の告知後の説明は手順が私の場合は，ほぼ決まっていて，同じ説明を繰り返しています。

● パーソナリティ障害の善悪二元論

　「パーソナリティ障害だと思います」

　「どんなものかわかりますか」

　「パーソナリティ障害という病名は，性格が悪いという意味……ではありません」

　「偏りが大きいという意味です。偏りが大きいということは，悪いという意味ではありません」

　「どのような性格であっても，良い面もあれば悪い面もあります。真面目，律儀，几帳面な人は，頑固，強情で，融通の利かない人かもしれません。大らかで包容力のある人は，大雑把で気の利かない人でもあるかもしれません。優しい人は優柔不断です。白黒はっきり付けなければ気が済まない性格は，対人関係は不安定になりやすい。でも仕事は完璧主義で，完成すれば，優れたものができるかもしれません。好きと嫌いがはっきりしている人は，恋愛の上では情熱的で魅力的かもしれない」

　「性格は同じような性質でも，良いように働くこともあれ

ば，悪い面が目立つこともあるのです」

● 病気の二類型

「ところで，病気とは何でしょうか。実は少し曖昧な概念です。辞書で引けば，病気とは健康が損なわれた状態であり，健康とは，病気でない状態として説明されたりします。これは同じ意味で言い方を変えているだけで，あまり良い説明ではありません」

「病気とは何かを理解するために，病気の種類を便宜的に2つに分けて考えてみます。一つは，健康体にない異質なものです。例えば，癌とか，肺炎などの感染症です。健康な状態のときにはない異質なものが，体内に入ってきたり，出てきたりする場合です。精神疾患の多くは原因が正確にはわかっていませんが，それまでにない異質なタイプの病気としては，統合失調症や躁うつ病があげられます。一方で，偏りが大きいというものもあります。内科の病気で言えば，糖尿病や高血圧です。空腹時の血糖値が126mg/dlで，異常であれば，糖尿病を考えますが，もし，細かく計測して125.5mg/dlだったらどうでしょうか，125.4mg/dlであればどうでしょうか。このような病気では，正常と異常が連続性を持っています。異質なものというわけではなくて，連続的で偏りが大きいというものです。精神科の病気では，発達障害や知的障害，パーソナリティ障害がこちらに当たります」

「パーソナリティ障害は，連続的であるために，どこから病気とするか，難しいこともあります」

● 精神科で扱う病気とは

「精神科で扱う病気では，もっとも狭い定義では，統合失調症とか躁うつ病という病気になります。まだ原因はわかっていませんが，何らかの，異常が今後見つかる可能性がある異質なものです。もっとも広い定義では，精神的なことが原因で，本人が悩むか周りが困るもの，という定義です。かなり広い定義ですので，場合によっては日常生活のよろず困り事が入ってくる可能性もあります」

「○○さんが性格の問題で困っているとすれば，広い意味では病気として，精神科で扱うということはあります」

● 病気の共通の特徴

「病気の共通の特徴として，自分からなりたくてなるということはありません。風邪を引きたくて引く人はいない。癌になりたくてなる人はいない。同じように，精神科の病気でも，なりたいと思ってなる人はいないのです。ですが，どんな病気であれ，多くの場合に，患者さんは苦しむことになります。○○さんが何か悪いことをしたわけではありません。もし一つだけ，悪いところを挙げるとすれば，それは運です。病気になることは不運です」

「でも，不運は，不幸と必ずしも同じ意味ではありません。不運を不幸にしないようにするには，○○さんの力がどうしても必要です。○○さんの力があれば，たいてい不運は不幸にせずに，過ごすことができると思います」

第5章　魔法の言葉？　精神療法って何してる？　　　151

●パーソナリティ障害の治療について

「性格は残念ながら，薬をつけても変わりません。治療の目標は性格を変えることではありません」

「治療によって良くなるとすれば，いいところを活かして，悪いところが出ないようにしていくことで，性格に偏りがあっても，うまく自分を活かすことができるようになるということでしょう。"年をとって丸くなる"といいます。このような，周りとうまくやっていけるように，良い面が出せるように変化していくことを成長と呼ぶのだと，私は思います。現状を受け入れて，自分はできないところもあるけれど，こんなところでいいかなと，いいところも悪いところも受け入れることも必要です。自分の一つの全体として受け入れられるようになることを，成熟と呼びます。でも，成熟してしまうと，現状維持の方向に働いて，改善の余地があっても改善しなくなるかもしれない。

成長，変化は苦しいけれど，良くなっていくことができる。成熟，受容は楽だけれど，改善はない。成長と成熟，変化と受容のどちらも必要で，バランスが大切です」

「成長と成熟も相反するものではありません。2つがうまく組み合わさって，人生の物語が紡がれていくのだと思います」

「治療としては，○○さんの成長に期待するということになります」

●病名の無効化

「○○さんにとって，パーソナリティ障害という病名はあまり，意味はないかもしれません。この病名は，われわれ医療側

が○○さんはどんな人かという理解を共有するためであったり，同じような人を集めてきて，統計的により確率の高い治療を研究したりするためには便利です。しかし，治療が○○さん自身の成長によるのだとしたら，病名をつけても○○さんの成長に資するとは思えませんから，○○さんにとっては病名をつけることにはあまり意味がないように思います」

2. 統合失調症のラベリング

　たいていの精神科医は，統合失調症の患者さんの診察を好みます。急性増悪（シュープ）を起こしている患者さんは，眉を吊り上げ一方的に怒りをぶつけてきたり，極度に猜疑的となったり，恐怖感を訴えて自殺を図ったりすることがあり，精神科医自身が妄想の対象となって，攻撃性に怯むこともあります。しかし，落ち着いていて，慢性的な経過となっている患者さんは，従順，素朴，素直な人が多いのです。いわゆる癒し系です。

　十分に病歴と生活歴を聴取できており，幻聴，被害妄想の存在が明らかな場合には，否認されることを承知で，あえて病気の症状であることを説明します。くどいようですが，"病気の説明をする"ことは，解釈の一種であり，精神療法的な作用を持ちます。

　初診時に，病名を告げたとしても，否認する方が多いので，たいていは，「あなたの置かれている状況は，私の知っている病気の症状とよく似ています」などと前置きしてから，統合失調症の症状について説明しています。

　被害妄想は，周囲から嫌がらせを受ける，悪口を言われるな

どが典型的な症状であり，しばしば，見知らぬ人が悪く言うなどと，妄想の対象は無制限に広がり，有名な人がテレビを通し攻撃してくるという不合理なことを言います。「悪口を言われる」という，比較的よくある病的体験を持つ患者さんに，治療を受けるように説得する際の説明を示してみます。

●感情の言語化

　妄想についてのもっとも一般的な対応は，事実関係については置いておき，患者さんの感情に共感するというものです。話している患者さんの内容ではなく，そのときの患者さんの感情を掴んで，言語化して返します。多くの患者さんは病的体験に際して，怒りや恐怖，不安を感じています。この戦術は，家族などで妄想のある患者さんにどのように接したら良いかと尋ねられたときに，指導することもあります。

　「悪口が聞こえてきたら，だれでも頭にくるものですね」
　「それは怖い思いをしましたね」

●幻聴について，アイ（I）メッセージ

　時間のあるときには，妄想内容をあえて否定するということをしています。時間があるとき，というのが重要で，例えば初診時などで，生活歴や現病歴の聴取ができた後などが勝負になります。

　「お話をお聞きした中では悪口を言われるとのことですが，実際に悪口を言われているかどうかを，探偵のように探り当てたり，裏を取ったりするのは，残念ながら私の仕事ではありません」

「しかし，悪口を言われるということは，病気の可能性がどうも高いように私には思われます」

「病気の患者さんの中には，他の人には聞こえない声が聞こえるという方がいます。病気の症状で聞こえる声というと，普通に聞こえる声と明らかに違うと考えがちですが，たいていの患者さんにとっては，普通の声と病気で聞こえる声の区別がつかないのです。むしろ，患者さんにとっては，病気で聞こえる声のほうが真実味はあるように感じられます」

「例えば，病気で聞こえる声では，怖いことや命令をされることが多いのですが，“死ね”などと聞こえてくると，普通の声で死ねと言われるよりも，より恐ろしい感じがしてしまいます。悪口を言われるという患者さんも多いですが，これも，病気で聞こえる声のほうが，怖かったり頭にきたりさせる力が強いようです」

「○○さんの置かれている状況は，今説明した病気の症状とよく似ていると，私は思います」

このように患者さんの言動と違う見解を示すときには，アイ・メッセージを使います。アイは英語の一人称単数“私”を表すIです。この技法によって，事実かどうかの争いをせずに，“私”と患者さんの意見の相違として，話をすることができます。

● 被害妄想の褒めごろし
この技法でも，妄想内容をあえて否定しています。

「○○さんのこれまでの経歴を簡単にお聞きしていますが，私の印象では，真面目で素直な方と思いました。早々に悪口を

言われるような方とは思えないのです。○○さんには悪口を言われることについて身に覚えがあるでしょうか。おそらくないんじゃないかと思います」

「たしかに，中には，心ない悪口を言う人もいるかもしれませんが，そういう人は極少数です。○○さんが極悪非道な悪人というなら話は別ですが，○○さんは悪人ですか，普通の方ですか，それとも聖人君子のような方ですか。普通の方ですよね。そうすると，確率としては，悪口を実際に言われるよりは，病気の症状である可能性が高いです。私にはあなたが，悪人とは思えないのです」

この説明を成功させるには，患者さんがごく平均的な人である必要があります。反社会的な人では，なかなか難しいのですが，幸いなことに，統合失調症の方で被害・関係妄想に苦しむ方は，たいていは控えめで善良な方ですので，悪口を言われる確率が少ないという説明は，むしろ現実への直面化なのかもしれません。

• 病的体験と治療の天秤

治療者に対する攻撃性が少ない場合には，今湧き起こっている患者さんの体験を，客観的な現実と見なすか病的な現実と見なすか，患者さん自身に選択してもらうことがありえます。この手法の打率は高くはないですが，治療開始後に改善した場合，強力な信頼関係を築く，布石になります。

「もし仮に，悪口を言われているということが，本当にあったとして，○○さんに何ができるでしょうか。相手が証拠を残すようなことはしないでしょうし，悪口を言っていそうな人

に，悪口を言ったかどうか確認したとしても，実際に悪口を言うような人が素直に『はい』と言うとも思えませんし，悪口を言っていなかったとしたら，やはり，否定するでしょう。病院に来ても，医師が探偵のように探ることはできません。ただ，われわれは病気として治療をすることはできます」

「確認することができない以上，後は○○さんが選択することになると思います。実際に悪口を言われているという可能性の方をとって，犯人探しをしたり逃げたりし続けるというのも一つの選択肢です。もう一つは，病気かもしれないという可能性を考えて治療を受けてみるということです。病気でなかったとしたら，治療を受けても状態は変わりませんが，治療を受けていなくても状態を変えるのはもともと難しいでしょう。もし病気だとしたら，治療を受けることによって悪口が今ほど気にならなくなったり，眠れるようになったりするなら，普段のあなたの力を発揮できるようになるかもしれない。嫌がらせをしている人がいるかどうかは私には調べようがありませんから，だとすると，病気かもしれない可能性にかけて，治療を受ける利益のほうが大きいと私は思います」

「薬の治療を受けてみませんか」

内服ができると約束ができ，家族など care giver に期待できるようなら，外来で治療を開始することができます。どうして薬を飲んで欲しいのか説明を十分に行った上で，患者さんに選んでもらう形が取れれば，次の外来につながると思います。

3. 躁状態のラベリング

躁状態では，おおよそ，説明をしても病気だと納得してもら

えることはありません。なぜなら，患者さんは「最高に調子が良い」からです。このような場合に，説明をしたところで，うまくいくことはないですし，患者さんが怒り出してしまうこともしばしばあります。私は，しゃべりが立つほうですので，躁状態の人と口喧嘩になって負けたことはありませんが，患者さんと口喧嘩をしている時点で，精神科医としては負けています……。躁状態では，基本的には，入院が必要と思います。これは，躁状態の人の，攻撃性や高慢な態度が，患者さんの周囲の人間関係を破壊しやすいからです。入院によって，患者さんが自らを支援してくれる環境を破壊することを防ぐことができます。入院に際して，「俺のどこが病気だ」と言う患者さんには，以下のように答えています。

　「良くなれば，わかります」

　"治れば"でなくて，"良くなれば"という言葉の選択にも，細心の注意が払われています。これは，私が平成19年に茨城県立こころの医療センターに赴任して最初の当直で，まだ精神保健指定医でなかった頃，措置診察に陪席させていただいたO先生（当時こころの医療センター顧問）が，面接の最後に言った言葉です。カッコ良かったです。

X. ソフトな直面化

　直面化と解釈のバランスが必要と述べました。実際の臨床では，直面化の頻度はそれほど多くありません。面接がうまくいっているときには，治療者が支持的な態度を維持し続けるだけで，患者さん自身が勝手に変化していきます。治療者として

の私は，その変化や成長にただ感動して見守れば良いのです。感動して見守る態度が，いっそう支持的な雰囲気を醸してくれるように思います。

　それでも，治療が停滞し，悪循環に陥ることがあり，そんなときは，侵襲的になり過ぎない直面化が必要なこともあります。このようなときには，"ブリーフ・セラピー"[42]の技法をつまみ食いして利用します。

1. まず褒める！〈ワンダウン〉

　支持的精神療法は，いかに褒めるかにかかっていると私は思います。が，どうしても，「コイツ褒められんねーよ」と感じてしまうことはありえます。褒められないと感じたときに，その褒められなさの原因を患者さんに向けると，治療関係はうまくいきません。褒めるための技術が，ワンダウン one down です。褒められない原因を，自分の相手に対する期待が大きすぎたのだ，と解釈して，無意識の期待を明らかにし，その上で，あえて期待・目標を"ひとつ"下げます。そうすると，また褒められるようになります。これが ワンダウンの手法です。

　「普通だったらこうするだろう」「常識ではこうするだろう」という，無意識の期待が常にあると思って良いと思います。ところが，傷つき弱った患者さんでは，どうしてもそういう常識的な反応が困難であることがあります。例えば，リストカットを繰り返したり，自殺予告を繰り返したりする患者さんに対しては，陰性の逆転移が生じやすいものです。「いつもいつも振り回しやがって」「本当は死ぬ気がないんじゃないか」などと思ってしまうことは（私の場合は）よくありました。こ

のときにある無意識の期待は，「こんな振り回すようなことをすることは，普通はしないだろう」であり，結果として「コイツはしょうもないやつだ」という感情が浮かんでしまったと解釈できます。この場合にワンダウンするのであれば，「普通の考えができない状態だったのだろう」と期待を下げます。それで収まらなければ，「死にたい気持ちがあったのに，何とか踏みとどまったのだろう」とさらに期待を下げます。これを繰り返していけば，最終的に，診察室に患者さんが現れるかぎり，「死ななくてよかったね，がんばったね」と，必ず一つは褒められるはずです。

　「今から，手首切って，飛び降りるから」などと自殺予告の電話をかけてきて，そのまま何も言わせずに電話を切られてしまうことはよくあります。このような場合は非常に後味が悪く，自分の対応を責めたり，「訴えられるんじゃないか」などと不安になったり，気持ちをかき乱されたりしてしまいます。このときには，私は「死んじゃってもしょうがないかな」と思うようにしています。自分なりのベストを尽くしたとしても，やはりやむを得ず，患者さんが命を落とすことはありえます。これは，外科医が，癌で患者さんに死なれるのと，何ら変わりはない，と思い込むのです。「死んじゃってもしょうがないかな」という感想は，決して嫌になって患者さんを見捨てるのとは違います。むしろ嫌になって見捨てたくなる前に，この感想を持つようにするのです。この感想があれば，次に患者さんが来たときには必ず褒めることができます。「死んじゃったかと思ったけど，生きて診察に来てくれてよかったよ。ありがとう」などと自然に言えます。ここからさらに，ワンダウンする

のであれば，患者さんの生活史に注目すると良いこともあります。「この20歳の患者さんは，多分5歳のときに死んでいたはずだ。生き残ってよかった」などと思えれば，まだ，治療関係を続けていくことができると思います。

　患者さんに対する，あらゆる期待を取り去れれば，ただ生きていることを賞賛できます。胎児に，ただただ無事に生まれてきてほしいと願う，若い親のように。こんな状態を，フルダウンと私は呼んでいます。

　ワンダウンは，治療者にとっては陰性感情の原因を説明する解釈ですが，患者さんにとっては，「いろいろ辛いことがあったけれど，できているところもある」「死なないで面接を受けられている」という肯定的な事実に直面化しているとも言えます。

　ワンダウンの技法ではあらゆる褒めにくい場面で使うことができますが，この技術を説明すると誤解を受けやすいこともあります。児童思春期の患者さんの親などに，"期待をひとつ下げる"という技法を説明すると，「幼稚園児を褒めるように褒めればいいんですね」などと返されることがあります。これは半分誤解で，半分は合っているかもしれません。期待を下げるという場合に，相手（患者さん）を幼稚園児だと思って「何々ができてすごいね」「上手にできたね」などと褒めることは，期待を下げているのでなくて単に見くびっているだけです。子どもだましです。パーソナリティに問題のある患者さんは，このような"見下し，見くびり"に敏感で，直ぐにバレます。相手を見くびるのではなく，上手に期待が下げられたときは，敬意を伴います。パラリンピックを思い出しましょう。障害を抱

えた選手が，その障害を乗り越えて記録を達成する姿には，素直に感動できると思います。精神の障害の場合には障害は目に見えないものです。そしてその目に見えない障害の"生きづらさ"をついつい過小評価してしまいます。目に見えない重荷を抱えた人が，大きな山を越えようとしているとすれば，おのずから敬意が芽生えてくると思います。この想像をするときのわれわれの視点は，困難を乗り越える"過程"に向かっています。"どんな山だったか？"ではなく"どのように山を登ったか？"という問いです。"何を成し遂げたのか？"という結果ではなくて，"どのように乗り越えたのか？"という過程に注目するのです。過程に注目するのであれば，幼稚園児が，何度も転びながら泣きべそをかきながら練習をして，補助輪なしの自転車で初めて数メートル走ったときに溢れ出る感動と，パラリンピックやオリンピックでの世界記録は同じようなものかもしれません。幼稚園児だったとしても，初めて自転車に乗れたときに「よく頑張ったね」「小さいのにすごいね」とかける言葉には，見下しはありません。幼稚園児のように褒めるというのは，見下すという意味では半分は間違っていて，困難を乗り越えているという意味では半分は間違っていないのです。良い事実に"直面化"していますが，その技法には，それまでの過程に注目するというある意味で"解釈"が内包されています。解釈と直面化は2つの相反する技法ではなく，それぞれを円環的に内包する総合的な技術であることが，ワンダウンの技法からも理解できます。

2. 初対面から褒める〈チアリング〉

　ワンダウンの変形です。面接の最初に来院理由を聞いたときに，消極的な理由，「家族に連れて来られたから」などと言われることは，特に救急の場面ではよくあります。この場合に，不本意であるのに，診察に応じたことに感謝するというだけです。診察に来たことを応援する，という立場です。最後にも，診察に応じてくださってありがとうございました，と一言感謝を添えて終わると，次の診察につながりやすいと思います。

3. 良い結果に注目する〈ソリューション・フォーカスト・
　　アプローチ，ミラクル・クエスチョン〉

　ブリーフ・セラピーでのコアになる質問です。ブリーフ・セラピーでは，ソリューション・フォーカスト・アプローチを行います。原因は何かでなく，解決法は何かに焦点を当てます。前提として，既に解決法は示されていると考えるのです。

　例えば，パニック発作が起きたときどうすれば良いか，患者さんや患者さんの家族から聞かれたときに使います。

　　「発作が起きたときどうなりましたか」

　　「その後どうなりましたか」

　患者さんはたいてい，"その後"を聞いても，発作中の苦しさについて必死に語るものです。その後を続けて聞いていると，ある時間が過ぎて，落ち着いている状態に言及することになります。パニック発作が，自然に落ち着くものである，という結果を直面化しています。パニック発作中の苦しさの訴えが収まらない場合には少し誘導します。"発作"が診察の前の過去のことであるならば，診察時点では，ある程度落ち着いて，

そのエピソードは終了しているはずです。

「今，診察している間には，苦しくなってはいないようです。とすると，とても苦しい体験もどこかで消えたのではないでしょうか」

この質問には当然，yes で答えると思います。続けて，どうして，"発作"が収まったのか考えてもらうことになります。エピソードが大きな破綻なく終了しているのであれば，その事実に注目させ，大変な状況だったけれど，うまく対応したこと，どのような対応をしたか聞き出し，次に同様のエピソードが起こったときに再現できないか検討します。エピソードを乗り越えられたのであれば，その対応は正解であったとし，対応を繰り返すように求めます。これは，良い対応をしたという結果について注目することであり，直面化でありながら，概ね支持的に働いています。

「どうして"発作"が収まったのでしょうか」

「誰の力で収まったのでしょうか」

「もともと，○○さん自身に発作を抑える力があったのではないでしょうか」

患者さんが自ら持っている解決能力に直面化しています。その上で，原因について解釈するのが，セオリーです。

「たいていの場合，発作の間は，自分で症状をコントロールできない感じになります。このまま死んでしまうのではないか，とか，気が狂ってしまうのではないか，とか」

「実際にはそのようなことは起こらず，ご自身の力で，症状をコントロールできています。症状は不安が原因になっています。不安があると，呼吸数や脈が早くなるなど身体症状が出現

します。何度か発作を経験している場合，発作がまた起こるかもしれないと考えてしまいます。そして不安が強まります。不安が強まると，身体症状が強くなり，不安が強くなり……と悪循環になることがあります。発作は永遠には続きません。なぜなら，もともとコントロールする力があるからです。発作が起こりそうなときに，この間は自然に良くなったから，今回も自然に良くなるだろう，とか，時間が経てば収まるという，良い予想・自信が付けば，不安は抑えられ，実際に症状が出なくなるものです」

　自傷行為や過食などの場合も同様の方法で，解決策に焦点を当てることができます。この場合は，「衝動が出たけれども，行動を起こさなかったことはありますか」という質問から始めると良いと思います。自傷であれば，

　「死にたい気持ちになったけれども，実際に自傷はしなかったということはありますか」

　「それはどうしてでしょう」

　「自分で切りたい気持ちを抑える力があるのですね。抑える力を引き出すために，役に立ったことは何でしょうか」

　「次に死にたい気持ちが起きたときに，実際に行動しないように抑えるために，今回と同じことを繰り返すことは可能でしょうか。可能でないとしたらどうしたら可能になるでしょうか」

　このような，ソリューション・フォーカスト・アプローチの代表的な質問が，ミラクル・クエスチョンです。

　「もし，今晩寝ている間に奇跡が起きて，○○さんの問題が解決したとしたら，どのようなことが起こりますか」

「奇跡が起きたときと同じようなことが，部分的にでも起きたことは，これまでありましたか」

「あるとしたら，どのようなことで，それが起きるために何か条件はあるでしょうか」

部分的にでも，"奇跡"が起きているとしたら，それが繰り返されるように行動してみるというふうにブリーフ・セラピーでは進みます。

ミラクル・クエスチョンの他の使い方として，症状が治りかけているのに，足踏みしているような状態，シック・ロールに固執している状態にも私は使います。

4. シック・ロールへの固執，うつ病の神経症化

シック・ロール，病者役割という言葉があります。病名を付けるという行為により，患者に"なる"と，患者さんは，病者としての役割を演じることになります。病者役割では，周囲の人からの配慮を求めることができますから，ある意味で，患者さんは社会的な責任を免除されます。病者役割を受け入れることは，病気の初期や病状が重い段階では治療的です。しかし，病状が改善してくると，しばしば，悪い面が出てくることがあります。例えば，復職のための訓練期間の患者さんが，「病人扱いされて，新人の仕事を今更やらされる」と言う一方で，「病気が治りきっていないのに，配慮をしてくれない」などと訴える場合があります。疾病を抱える患者として，配慮されても，されなくても，不満を覚えるという，一見矛盾した態度です。治療の最終目標は健康的な生活であり，健康な人に期待されるのと同等の仕事がこなせれば最高の結果ですから，前者の

病人扱いを拒む態度は合目的であり，病人としての配慮を求める姿勢は過剰であると思われます。病人としての配慮を治療の最終段階でも求めてしまう状況を，病者役割への固執と，私は理解しています。病気が治ろうとすることを拒むようにも見え，「病気にあぐらをかく」ように，周囲から陰性感情を向けられやすくなり，実際に治療が停滞することもよくあります。当初は，内因性のうつ病と診断されたとしても，治癒段階では，神経症的・ヒステリー的な症状やパーソナリティの未熟さとして解釈されたりします。うつ病の神経症化と言われるものです[1]。あるいは，うつ病というラベル貼りの副作用と言えるかもしれません。

　神経症化したうつ状態や，シック・ロールに固執している状態は，なかなか治療を進めにくくなります。ここで腰を据えて支持的精神療法に徹することによって自然にシック・ロールから離れていくこともありますが，ミラクル・クエスチョンを用いることによって，一歩進められることがあります。

　「もし奇跡が起きて，病気が治ったとしたら，どのようなことが起きますか」

　病人なのに配慮をしてくれないと嘆く，もう少しで治りかけている患者さんには，

　「病人として配慮されないということは，治療の目標に近づくことでしょうか，遠のくことでしょうか」
などと言うこともあります。

　ミラクル・クエスチョンによるソフトな直面化だけでは侵襲的になることもあるので，少し解釈を加えてフォローすると良いと思います。

「仕事は少しずつ増えていきますから，辛いことも増えるかもしれません。周りの人からは，もう普通に働けていると思われることは，○○さんの自分に対する評価とは，少しギャップがあるかもしれません。周りの人から，普通に働けると思われることは，これまで，頑張って治療を続けてきた成果が出ていると考えることもできます」

「治療はうまくいっていますよ。それは大部分があなたの努力の成果です」

認知行動療法的なアプローチを導入している場合には，状況：仕事の量が増えた・責任が増えた，感情：不満，自動思考：病人なのに配慮してくれない，などと3カラム法などでまとめ，別な考えとして，自分の実力を認めてくれている，病状が良くなっている，などが自発的に出てくるように誘導できると良いです。

5. 他罰性の直面化〈変えやすいことと変えにくいこと，デジタル→アナログ変換〉

治療者が離れてしまいやすい患者さんの症状として，他罰的な訴えがあります。他罰的とは，問題が起こると自分以外の誰かが悪いなどと主張し，人のせいにしたりするという状態を指し，自己中心的だとかわがままだとか，陰性感情を向けられやすい特徴です。うつ病では，問題が起こると自分の責任と感じるなど自責的になることが一般的には多いので，他罰的な人は，抑うつ症状を示していてもパーソナリティの問題を疑われやすいようです。他罰的な患者さんに接すると，多くの場合直面化したくなります。面接中の直面化が多いと，往々にして，

患者さんは診察から立ち去るということになるでしょう。この他罰性をやんわり指摘した上で，認知行動療法の導入につなげてゆく戦術があり，私は"変えやすいこと，変えにくいことの表"と名付けています。

　他罰的な人に対して，他罰的ですねと言ってもまず効果はありません。まず，ある程度，支持的に接した後に，続けます。

　「あなたは，いろいろ頑張ってきたけれど，なかなかうまくいかなかったんですね」

　たいていの他罰的な人は，対人関係はうまくいきませんのでこの指摘は受け入れられやすい解釈です。その上で，他罰的な患者さんに対する治療者の陰性逆転を軽減するために，患者さんに対する評価をワンダウンしています。ワンダウンした場合には，患者さんは"他人のせいにして，感情を高ぶらせている人"から，"現状を何とか「変えたい」という強い思いのある人"のように捉え直されます。

　「うまくいかないのは，おそらく，難しいことに挑戦しているからだと思います」

　"他罰的"を，"難しいことに挑戦している"に言い換えます。

　そして，おもむろに，プリンターの給紙トレイからA4コピー用紙を取り出して，十字を描きます。十字の上2つ区画に，変えやすいもの，変えにくいものと書き込みます。

変えやすいもの	変えにくいもの

　「世の中のものを変えやすいものと変えにくいものに無理やり2つに分けていきます。

　まず，変えにくいものの代表は，"自然"です」

　変えにくいものの列の一番上の行に，自然と書き込みます。

変えやすいもの	変えにくいもの
	自然

　「では自然と反対に変えやすいものは何でしょうか」

　ここで，対義語として人工が出てくるようなら，インテリジェンスは相当に高いです。変えやすいものの列の一番上に人

工と書き込みます。

変えやすいもの	変えにくいもの
人工	自然

　「それは人工です。雨が降るという自然現象を止めるのは難しいし，干ばつのときに雨乞しても雨が降るとは思えません。でも，雨に濡れたいときに傘を閉じることはできるし，干ばつに備えて，灌漑設備を整えることはできるかもしれません。お金はかかるけど」

　以下，変えにくいものの列を治療者が書き込み，変えやすいものの列を患者さんに答えてもらうという形で，表を共同で埋めていきます。

　「次に，人間の精神的な活動の中で，自然に近いものは変えにくいものに入ります。それは何でしょうか」

　「それは感情です」〈感情と書き込む〉

変えやすいもの	変えにくいもの
人工	自然
	感情

　聞きながら答えを待つと良いですが，普通は患者さんの口から答えは出てきませんのでこちらで言ってしまって良いです。

　「今ここであなたに，笑ってくださいと頼んだとして，ワハハハと笑ったとしても，それは本当に笑うという感情とは違います」

　「女優さんなら，泣く演技ができるでしょうが，それはこれまであった悲しい出来事を思い出したり，投影したりして，役に入って，初めて可能になるものでしょう」

　「感情とは違って比較的変えやすいものは何でしょうか」

　「人工的なものを作るために必要なもの，それは思考です」
〈思考と書き込む〉

　「思考，考え方は感情より容易に変えることができます。ただ考えれば良いのです」

　「少し系統が違いますが，人間的な活動をする上で，変えにくいものがあります」

　「それは他人です」

　「では変えやすいのは何でしょうか」

　この質問は答えやすいので必ず聞いてください。答えが出た

ら褒めてください。

「その通り。自分ですね」〈自分と書き込む〉

「自然の中に人間が立つときに、自然は人間の外側にあります。これを変えるのは難しい。人間の内側にある"自分"のほうが、変えやすいはずです」

「人間関係において、自分の外側にあるのが、他人です。他人は変えにくいですね。例えば私があなたに、こうしてほしいと頼んだとしても、あなたが納得しなければ、思い通りにはしてくれないでしょう。精神科医である私にも他人のあなたを変えるのは難しいのです」

「また、変えにくいのでなくて、絶対に変えられないものがあります。絶対というのはなかなかないものです。何でしょう」

「それは過去です」〈過去と書き込む〉

「過去は変えられません。では変えられるのは？」

この答えが出てこなかった経験はほとんどありません。

「その通り、現在とか未来ですね」〈表が完成〉

変えやすいもの	変えにくいもの
人工	自然
思考、考え	感情
自分	他人
現在、未来	過去

第5章　魔法の言葉？　精神療法って何してる？

「どうも○○さんのやろうとしていることは，私には，過去の他人の行動についての感情（怒り，悲しみ）などをコントロールしようとしているように見えます」

「では，変えやすいのは何でしょうか」

「そのとおり，自分の今の思考，考えですよね」

ここから，「"考え方"を変えることによって，感情を変化させることができる」などとつなげて，認知行動療法を導入していくこともできますし，導入せずに，「困ったことが起きたときに，自分の考えに変えるところはないか点検しても良いかもしれません」などとしても良いと思います。

このときによくある反応は，自分の考えを変えるという指摘は，「自分の考え方が悪いと批判されている」などと患者さんがとらえて怒るという反応です。

「考え方を変えるというのは，どちらが良いのか悪いのかという善悪の問題ではありません。効率の問題です。変えにくいものを変えようとすれば，それだけ問題の解決には時間がかかります。相手のほうが悪かったとしても，何か変えるときには自分の考えを変えるほうが，効率は良いと思います」

善悪の二元的な考え方を，効率という連続的な基準に置き換えます。デジタル→アナログ変換の戦術と呼びます。

それでも，"効率的でなくもいい"などと自棄になる人もいます。その場合は褒めます。

「すばらしい。あえて困難な道を歩まれるのですね。○○さんは我慢強い方ですね。ご自分の選んだ，困難で，苦しい道をぜひそのまま歩み続けてください。ただ，苦しくても死なないでください」

この表は，私のオリジナルというわけではなく，ネット上で
スポーツトレーナーがアスリートに対するメンタルトレーニン
グの一環として提示していたものです。もともとは変えられる
もの，変えられないものという表記を，変えやすい，変えにく
いという表記に変えています。これは，境界性パーソナリティ
の患者さんたちは，ただでさえ，全か無か思考に陥りやすいた
めに，変えられる・変えられないという二元的な表記から，変
えやすい・変えにくいという連続的な"程度"の問題として表
記することで，治療者側も全か無か思考に巻き込まれるのを防
ぐ意味合いがあります。ちなみに，「他人と過去は変えられな
い。変えられるのは自分と未来だけ」という言葉は，交流分析
のエリック・バーンの言葉だそうです。

　この説明には時間がかかりますが，一度説明しておくと，後
に，他罰的になって問題を大きくしている場合に，「変えにく
いことに挑戦していませんか」などとソフトな直面化を簡単に
繰り返すことができます。一番初めの説明に時間をかけること
は，先行投資だと思っています。

XI. "希死念慮"への切り返し

　複数の患者さんから異口同音に発せられる，質問や疑問をい
くつか経験してきました。印象に残っているのは，例えば「死
にたい」など，たいていは答えるのが難しい質問です。こうい
う人たちにどうやって答えていくかという技術は，あまり教え
てくれる人がいませんでした。大概の精神科医は，こっそり何
か技術を持っているのだろうと思います。質問に何度か答えよ

うともがいていると，ある程度，自分の中で答えが固まってくることがあるからです。しかし，こういう原初的な質問に真面目に答えようとすると，自らの人生を顧みたり，何らかの形で自己開示につながったりしてしまう気がします。死にたいという人に何か答えてうまくいったとしたら，少なくとも私にとっては，患者さんと精神科医の間の秘密にしておきたいような，ちょっと気恥ずかしいものです。

　ここではあえて，自分の技法を晒してみます。私が不勉強なために，どこかで成書になっているかもしれないですが，苦手なことを工夫して乗り切ってきているので，それなりにどなたかの役に立つかもしれません。

　かといって，このような問答をそのまま繰り返すのはあまりおすすめしません。治療的な面接は，紋切り型のやりとり・一方的な情報提供でなく，化学反応のように，治療者と患者さんの相互作用の中で行われることが理想です。しかし，治療者にとって難しい質問であるために，同じような難しい質問をしてくる患者さんを避けるようになるのもまた，治療の妨げになるかと思います。私のやり方をそのまま繰り返すことは良い方法ではないかもしれませんが，難しい質問に答える方法を知っておくことで，患者さんに対峙する不安を少しは軽減できるかもしれません。ご一読いただき，患者さんとの面接の前にはすっかり忘れていただいて，自分の言葉で面接に望んでいただければと思います。

1．死にたい。消えてしまいたい。

　死にたい気持ちは，誰でも良いから打ち明けたのではなく，

無意識・意識的に特定の誰かを選び出して，打ち明けている[61]ということを念頭に置く必要があります。死にたい気持ちを最初に打ち明けたタイミングで，治療者が話すことは，普段よりも患者さんに対して影響力が大きい可能性があると私は感じています。

• **死にたい気持ちを支持・共感**

まずは共感的，支持的に受けます。言葉の言い換えや要約は比較的簡単な方法です。

「死にたいくらい，辛い気持ちなんですね」〈言い換え〉

死にたいという行動，意思の表現を，辛いという感情を表す言葉に置き換えています。

背景を限定して，推測するやり方であれば共感的な態度を維持できます。

「今の状況ならそういう気持ちになるかもしれませんね」〈背景を限定して共感〉

状況を限定しないと，これから先の自殺未遂を肯定することになりかねません。

• **自殺のリスク評価**

次に自殺のリスクの評価を簡単に行います。ポイントは切迫性，具体性，計画性です。「家に帰ったらすぐ自殺する」などという場合は，振り回しの可能性もありますが，やはり切迫していてリスクが高いと考えて良いと思います。具体性・計画性とは，自殺の手段がどの程度具体的かです。自殺の方法を実現可能なレベルまで考えていたり，既にロープなど自殺の準備を

したりしている場合は特にリスクが高いと思います。可能な場合には，入院を考慮しても良いと思います。

• 死にたい理由と心理教育〈心理的視野狭窄〉

死にたいのはなぜか尋ねます。

「どうして死にたいのでしょうか」

希死念慮の危険因子が同定されたり，患者さんの解釈モデルが明らかにできたりすることがあります。

「迷惑をかけている」「生きている価値はない」などと自責的な答えの場合や，他罰的であったりする場合もありますが，ここでは，自責的になっている場合を想定して話を進めます。

どうしてそう思うのかという質問を，答えに詰まるまで続けます。

「会社で仕事ができていない」などと言われれば，

「どうしてそう思いますか」

「具体的にどういうときにそう感じますか」

などと続けます。次の質問に向けての材料集めです。ある程度材料が集まれば，心理教育的な話をして，解釈します。心理教育は，私の考えでは，広い意味での解釈に入ります。

「落ち込んでいるときには，悪いことしか頭に浮かばないのが普通です。考えれば考えるほど，自分の悪いところばかり浮かんでくるのではないでしょうか」

「他にも選択肢があるはずなのに，考えられなくなって，死ぬしかないと思い込んでしまう，そんな状態を心理的視野狭窄の状態と呼びます」〈心理教育：心理的視野狭窄〉

「きっと○○さんは，そういう状態なのかなと思います」

〈解釈〉

　これに対して，素直に聞けるようであれば，あるいは，反論する力もないようであれば，休養と治療を続けることを勧めます。

　「いや違う，私は本当に，迷惑をかけているのだ」などと反論を受けることもあります。このような方は，まだ反論するだけの元気がある方です。他の人だったらどうか？という質問で，矛盾に直面化させます。

　「迷惑をかけている人は，死ぬべきでしょうか」〈他人の場合から推測〉

　「仕事ができない高齢者は死ぬべきですか，面倒ばかりかける子どもは死ぬべきでしょうか」

　迷惑をかけているから死にたい，というような方は真面目な方ですので，このような質問は，たいていは否定すると思います。診察の中で，具体的に迷惑をかけていると患者さんが思っていることが明らかになっていれば，これを材料にして，「他の人が同じ状態であれば，死んだほうが良いと思いますか」と聞くと，より具体的になり効果があるように思います。

　「他の人はたとえ迷惑をかけていても死ぬべきではないと考えるのに，自分は死んだほうが良いとおっしゃる。○○さんはずいぶん奥ゆかしく，遠慮深い人だと思います。そんなことを考える人は，死ぬべきではないと思います」

　「心配なのは，自分にだけは，厳しくなっているように私には思えることです」

　「これは心理的視野狭窄にあてはまるのではないでしょうか」

2. 質問を質問で返す！〈死なないのはなぜか？〉

　それでもまだ，死にたいという人は，「どうして自殺しては
ダメなの？」などと質問をしてくる場合があります。この場合
は，質問を質問で返し[6]ます。

　「それほど死にたいのに，なぜ死なないのですか」

　これは，「死ねというのか！！」と患者さんによっては怒る
方もいます。怒られたとしても，冷静に，「どうして死んでい
ないのか，それを考えることは重要なことです」と返して，な
ぜ死なないのか繰り返します。どうして死にたいのか考えるこ
とは，自殺の危険因子を考えることになります。一方でなぜ死
んでいないか聞くことは防御因子を考えることになります。以
下の３つのパターンがほとんどです。

　「家族や友達がいるから」

　「怖いから，痛いから」

　「わからない」

● 大切な人のために死なないパターン

　家族や友達がいると答える患者さんに対しては，まず褒めま
す。

　「自分が死にたいくらい辛いときに，他の人のことを考えら
れるというのは，○○さんの良いところだと，私は思います」

　実際に自殺企図に及び，自殺未遂に終わって，診察に来てい
るときは，さらに振り返って，生き残った事実を喜びます。

　「実際に自殺企図をしたときには，もしかしたら，大切な人
の存在が，死にたい気持ちよりも小さくなっていたかもしれま
せん。それでも，まだ頭に残っていたから，死なないで済んで

いるのかもしれません」

「○○さんのためにも，家族やあなたが大切に思っている人，○○さんのことを大切に思ってくれる人のためにも，あのとき本当に死んでしまわなくてよかったと，私は思います」

● 心理教育〈希死念慮の衝動性〉

衝動性についての心理教育を行います。

「自殺企図する直前の死にたい気持ちと今の死にたい気持ちと，どちらが強いでしょうか」

「わかりません」「今も同じです」「今のほうが死にたい」などと言う場合もありますが，診察に応じられている段階では，死にたい気持ちは減弱していることが明らかです。軽く直面化しても良いと思います。

「本当に死にたい気持ちが強ければ，診察なんて受けずに，席を立って，自殺しようとしてもおかしくないのに，なぜ，そうしないのでしょうか」

「死にたい気持ちは0にはなっていないでしょうが，少なくとも，自殺企図を実際にしたあのときより，こうして診察を受けられている今のほうが，死にたい気持ちは小さくなっているでしょう」

弱くなっているという自覚がある場合には，直面化を図らずに続けても良いと思います。

「死にたい気持ちは，それほど長く続くものではありません。死にたくてどうしようもなくなってしまうほどの強さは，長くは続かず，時間が経つと弱まることが普通です。弱まっているから，今こうして診察を受けているのです」

「次に死にたい気持ちがとても強くなったとしても，早まらないでください。今回のように，きっと死にたい気持ちは小さくなりますから，後で小さくなる気持ちに任せて行動を起こすと，とても損をします」

　「今回のことはよく覚えておいてください。"この間死にたい気持ちが強くなったけれども，その後は少し弱まったな"と思い出せれば，実際に行動を起こさなくて済むかもしれません」

　衝動性が出てきたときの具体的な対処法については，"対処方法リスト"（p.200）など，後述の戦術を参照してください。

● 怖いから死なないパターン

　死んでいない理由について，怖い，痛いからという患者さんに対しては，まず褒めます。

　「そのとおりですね，死ぬのは怖いものです。よく自分の気持ちに気がつきましたね」

　「死に関することが怖いのは，生き物としては当然のことです」

　上記の希死念慮の衝動性についての心理教育を行います。

　また，名言が好きそうな人には，引用をしてみても良いかもしれません。

　「"生きろ，そう叫びながら，心臓はビートを刻んでいる"という言葉があります。村上龍という作家の，『コインロッカー・ベイビーズ』[43]という作品の最後の場面で出てきます」

　「死にたいと心や頭で思っても，体や本能は生きたいと，叫んでいるかもしれません」

182　第Ⅱ部　戦術編

● 死なない理由はわからないパターン

　死んでいない理由について，わからないという人には，上記の2つで解釈・誘導してみます。

　「死んでいないのは，怖いからでしょうか」

　「何か大切に想うことや，大事な人のことを思い出すでしょうか」

　誘導がどうしても難しければ，衝動性について心理教育に移行するしかないかもしれません。あるいは死にたい気持ちは，実はもっとよく生きていきたい気持ちの裏返しであるという解釈でも良いかもしれません。

　「どうして死にたくなるのでしょうか。自分の人生がもうどうなってもいいとあきらめているのであれば，死んでいても生きていてもどちらでも良いというふうになると思います。死にたくなるのは，実は，もっとよく生きたいと思っていて，それがうまくいかないから，死にたくなるのかもしれません」

　心理的視野狭窄について話し，

　「気持ちが落ち着けば，うまくいくための良い方法が思いつくはずです」

　「よく生きたいという気持ちがあれば，生きていきたいという気持ちを育てていくことができるはずです」

などとつなげます。

3.　面接の終了

　入院にせよ次回外来の予約にせよ，最後は"死なない"約束をする形にしています。

　「今日は辛いところ，話をしてくださって良かったです」

第5章　魔法の言葉？ 精神療法って何してる？　　183

「なんとか死なないで，次の外来で，また様子を聞かせてください」

"自殺しない"約束とは微妙に異なります。自殺しないだと，リストカットなど衝動行為を繰り返してしまった場合，約束を守れなかったことがかえって罪悪感を強めたり，治療から脱落したりするおそれがあるからです。死なない約束であれば，外来に次にやって来られれば，約束を果たしたことになります。また期間を区切るのも重要です。永遠の約束はできませんが，時間を区切れば，約束できます。約束をすることで，どのくらい自殺のリスクを下げられるかというエビデンスはありませんが，少なくとも治療者が患者さんを受け入れる姿勢を持っていることを表明できます。

4．希死念慮を持つ患者さんによくある質問

どうして生まれてきたのか。生まれたくて生まれたわけではないのに。

生きていることがあまりに辛いと感じているときには，生まれてきたことを後悔し，親を恨んで詰め寄ったりすることがあります。

「自分から望んで，生まれたい！と自ら望んで生まれてくる赤ちゃんはいるでしょうか」

「そういう赤ちゃんはいませんね。ではどうして生まれてきたのでしょう」

「望んで生まれたのでなければ？」

「望まれて生まれてきたのですよね」

「親御さんやおじいちゃん，おばあちゃんが，生まれてきて

ほしいと思って，それで，生まれてきたんでしょうね。そのあとも，健康に育ってほしいと周囲の人が思っていたから，今ここにいるのでしょうね」

「望んで生まれてくる人はいない。人はみな望まれて生まれてくる[44]，というのはマザー・テレサの言葉だそうです」

虐待を受けていたり，親がいなかったりする場合には，この名言は合わないかもしれません。精神科の病院に受診した時点で，何らかのサポートがありますから，「サポートしている人にとっては，あなたが生まれてきたことは，良いことだった」というメッセージを伝えられるといいと思います。虐待を受けていた患者さんに，「○○さんが生まれてきてくれてよかったと言ってくれる人に，これから，出会えるといい」などと言ったこともあります。虐待の過去については，かなり複雑な心情のようで，タイミングによっては傷つけてしまうことがあるので注意が必要です。環境がある程度安定し，今後虐待を受ける可能性が減っているタイミングを選ぶ必要があります。

● 生き延びたことに感嘆する

虐待を受けていた患者さんでは，ただただ感嘆するしかない患者さんもいます。このような場合には，たとえ死にたいと訴えている人であっても，むしろ尊敬の意を持って，生き延びたことを讃えたことがあります。

「そんなに苦しい状態を，よく生き延びてこられましたね」

「死にたくなるというのももっともかもしれません」

「辛い状況中を生き延びて，今，こうやってお話できるという事実に，感嘆せざるを得ません」

「これまで，これほど頑張って生き延びてきましたから，ここで自ら命を断つほど，悲しく，もったいないことはないと思います」

「死なないでください」

5. どうして自殺してはいけないのか

感情的になって，「どうして自殺してはダメなの？」などと詰め寄ってくる患者さんが，結構います。相手が感情的になっているときは，私はたいてい感情的になって自分の意見を横柄に押し付けることから始めます。必ずしも感情的になる必要はありませんが，少し不機嫌なほうが，ギャップが出るので良いと思います。アイ（I）メッセージの一つと考えて良いでしょうか。

「私が，自殺してほしくないと思っているからです。私のエゴです」

反応してくるようなら，少し間を置き，相手が落ち着いたところで続けます。

「どこか遠くの国で，誰かが亡くなったというニュースを聞いても，あまり悲しくなったりはしないものです。ニュースが自分の身近な人とよく似た環境にあると，悲しくなる率が増えるものです」

「自分の子どもと同じくらいの年齢の子どもが亡くなったら，親と同じような職業の人が亡くなったとか，全然知らない人が亡くなるよりは悲しくなるものです」

「ちょっと挨拶をした程度の知り合いでも，全然知らない人よりは，こころが痛みます。自分に身近になってくるほど，話

したり過ごしたりした時間が長くなるほど，亡くなったときに
影響を大きく受けるようになるものです」

「今日，私は，○○さんと，小一時間ですが話をしました。
もしあなたが自殺すれば，きっと悲しく思うと思います」

「ですから自殺してほしくないのです」

〈希死念慮の衝動性〉の心理教育を行ってから，他の人だっ
たらどう思うか尋ねるという作戦もあります。

「ある人が死にたいと言っているとします。その死にたい気
持ちがそれほど長続きせず，いずれ良くなるものだとわかって
いるとしたら，死にたいという気持ちのままに自殺するのを傍
観できるでしょうか」

「きっと自殺することを止めたくなると思います」

● **哲学について**

しばしば危険もありそうですが，特定の学派に所属しない，
哲学については素人という立場で，哲学に言及しても良いと思
います。

「どうして自殺してはいけないか，考えるとわからなくなっ
てしまうことがあるかもしれませんね」

「どうして自殺してはいけないかということは，どうして生
きるのかということにもつながる重要な質問と思います」

「このような重要な問題を考えるための，学問の一つの分野
があります」

「その学問を哲学といいます。哲学はその時代の，天才と呼
ばれる人たちが，生きるのはなぜか，生きるということにはど

第5章　魔法の言葉？ 精神療法って何してる？　187

んな意味があるのか，存在するというのはどういうことか，さ
まざまな言い方がありますが，それを生涯考えても，答えが出
ていないのです」

　「あなたが，もしどうしても，自殺してはいけない理由を考
えたいというのであれば，考えても良いと思います。ただし，
生涯かけて考え続ける必要があると思います」

　「生涯かけて考え続けるのだとしたら，自殺している場合で
はないと思います」

　「たとえ生涯をかけて，自殺してはいけない理由を考えたと
しても，かなり高い確率で答えが出ないでしょう。あなたが，
今世紀に並ぶ者のいない天才であったとしても，です」

　「ただ，どうして自殺してはいけないか，答えがわからない
ということと，自殺しても良いということは別の問題です」

　「あなたの周りに，どうして自殺してはいけないか，知って
いたり，どうして生きるのかわかっていたりする人はいるで
しょうか」

　「それがわからなくても，考えていなくても，生きていける
のです」

　「知っているとかわかるとか，考えるとかという行為は，主
に言葉・言語で行います」

　「考えるという行為は，言語の機能によって制限されるので
す」

　「言語には限界があります。言語ですべての事柄を考えるこ
とはできません」

　「生きるということは，言語を超えた行為です。生きるとい

うことが言語を超えた行為であるとすれば、"言葉で表現される生きること"は、本来の"生きること"と違うこと、あるいは、本来の"生きることの部分的なこと"なのでしょう」

「生きることは、言葉で表現できる範疇を超えています。だから、どうして生きるのか、どうして死ぬのか、どうして自殺してはいけないのか考えても、答えが出ないということになります。それでも生きていけます。生きることを問うことによって、生きるということがかえって見えなくなります」

「生きている意味がわからないことと、生きている意味がないことは違うことだと思います」

「生きることは、考えることや問うことではなくて、ただ包み込まれて感じるもの[32]なのでしょう」

　相手が、"名言好き"なら、著名人の言葉を引き合いに出しても良いかもしれません。

「"考えるな、感じろ"　　ブルース・リー[11]」

　前述の『コインロッカー・ベイビーズ』の引用はここでも使えるかもしれません。

「"生きろ、そう叫びながら、心臓はビートを刻んでいる[43]"」

6. 私は、生きている価値がない

「そのとおりだと思います。今の○○さんには生きている価値はありません」

「ところで生きていることの価値は、誰がどうやって決めるのでしょうか」

「私には、○○さんに生きている価値があるのかどうか本当

第5章　魔法の言葉？　精神療法って何してる？　　189

のところはわかりません。でもきっと○○さんが生きている価値がないというのであれば，そのとおりなのでしょう」

　「生きている価値を決めるのは自分だと，私は思います。生きている価値がないと思いながら死ねば価値のない人生になるでしょう。生きている価値があると思って死ねば，価値ある人生になるでしょう。結局は，死の瞬間まで，生きていることの価値は決められないと，私は思います」

　「今まで生きている価値がないと思ったことは何回くらいあるでしょうか」

　「何回かあるのであれば，以前に価値がないと思った時期と価値がないと思っている今と，その間の期間は生きている価値があったのでしょうね」

　「今生きている価値がないと思っていても，また，生きている価値が出てくるようになるかもしれません」

　「自分の価値が値上がりするのを待ってみても良いと思います」

7．生きている意味がわからない

　「生きている意味をどのくらい考えたのでしょうか」

　「生きている意味を考えても答えは出ないかもしれません。それは考えることの限界かもしれないし，あるいは歴代の哲学者でも答えの出ない難しい問いであるからかもしれません」

　「生きている意味が理解できない，言葉にできないということと，生きている意味がないことは同じではないと私は思います」

　「生きていることが言葉にできないとき，考えてもわからな

いときはどうしたら良いでしょうか」

「考えられないことは感じ取れば良いのだと思います」

「ゲームをして楽しいとか，マンガを読んで感動したとか，そういう日々の小さな感覚を大事にして良いのだと思います。真面目に仕事をしようとか，人生を考えてしまうと，くだらないことのように感じるかもしれませんが，その瞬間に感じる何かがあるのであれば，それにこそ生きる意味があるのかもしれません」

「もちろん，小さな楽しみだけにとらわれて，溺れてしまってもよくないかもしれません。たまに考えて，たまに感じるくらいが良いのかもしれません」

8. 自分の気持ちを誰もわかってくれない

「きっと誰もわかってくれないでしょう。○○さんの言うとおりです」

「ところで，○○さんは周りの人の気持ちをどれくらいわかっているでしょうか」

わかっているというなら，同席している家族がいれば家族の気持ちを，同席していなければ診察している自分の気持ちを当てさせるようにします。

「では，私は今どんな気持ちでしょうか。当ててみてください」

「不思議なことですが，向かい合って感情をぶつけあっているとき，鏡のように相手と同じ気持ちになっていることがよくあります。○○さんがわかってくれないと思っているとき，相手もわかってくれないと思っていることが多いのです」

「お互いにわかってはいないけれど，同じ気持ちを共有しているのです」

精神分析では投影同一視という用語で説明できるのかもしれませんが，あまり自信がないので，不思議な現象とだけ説明しています。

「言葉で気持ちを伝えるには限界があります」

「例えば，私と○○さんが同じものを見て，美しいと同じ言葉で表現したとして，そのとき心の中で起こっている現象は，同じでしょうか」

「言葉で伝えられることは，コンセンサス・共通認識でしかありません。心の形そのものを取り出しているわけではなく，言葉の組み合わせで，同じような形を近似的に作っているにすぎないのです」

「一語一語に誤差がある以上，どんなに正確に言葉を重ねても，表現しきれないところが出てきてしまいます」

「100％気持ちを理解してもらえることはありません」

「もし○○さんが気持ちを100％わかってほしいのだとしたら，○○さんがわかってもらいたいようには，わかってくれる人はいないでしょう」

「100％わかってもらおうとしてはいませんか。少しでもわからないと，全然わかってくれないと思い込んでいませんか」

「10％くらいしかわかってもらえていなかったとしても，結構伝わっていることはあるのかもしれません」

「同じ時間や体験を共有することによって，パーセンテージを70％とか80％とかに引き上げることはできるかもしれません」

時間があれば，"変えやすいこと，変えにくいこと"の戦術につないでも良いタイミングです。

「わかってもらうにはどうしたら良いでしょうか」

「私には，○○さんが難しいことに挑戦しているように思えます」

変えやすいこと，変えにくいことを導入してから，次につなげます。

「自分の気持ちを理解してもらおうと努力するより，相手の気持ちをわかるように努力するほうが，効率的かもしれません」

9. もう自分は落ち着いたので，自殺は二度としないと思う

死にたい気持ちが，自殺企図後に一時的に低減することはよくあり，カタルシス効果と呼ばれています[56]。この効果は一時的で，再び希死念慮が出現する可能性は高く，基本的には，ある程度の期間は通院を勧めたほうが良いと思います。

「死にたい気持ちがないというのは，良いことです。私も，安心しました」

「ですが，また死にたくなる可能性は高いと思いますので，しばらく通院することを勧めます」

どのくらいの期間，follow up すれば良いか，エビデンスはありませんが，退院後の自殺の約3分の1が，退院後28日以内に起こっていたり，3ヶ月以内に精神科病院から退院したことのある患者さんの4分の1が自殺していたりすること[3,52]などから，どんなに調子が良いと言ったとしても自殺企図で入院した患者さんは3ヶ月から6ヶ月は様子を見たほうが良いと私

は考えています。しかしながら，患者さんだけでなく，しばしば家族も，自殺企図後の通院を嫌がります。特に家族が，通院を嫌がる場合にはなかなか通院につながりません。もう落ち着いたので，自殺は二度としないと思うという患者さんで，説明に納得せず，どうしても通院させたい場合には，直面化を行います。

「死にたくなる前に，ご自分が自殺したくなると予想していましたか」

死にたくなる前は，当然死にたい気持ちはないので，患者さん自身の希死念慮の出現を予測していることはありません。死にたいという気持ちが持続しているという患者さんは稀です。

「死にたくなる前に自殺したいとは思わなかったのに，今回自殺未遂が起こりました。今死にたい気持ちがないからといって，また死にたい気持ちが出てこないという保証にはなりません」

「死にたい気持ちが出てくるのは，辛いことがあったという環境の影響の他に，病気の一つである可能性もあります」

「風邪や肺炎，癌など，身体の病気を含めた，いわゆる"病気"の共通の特徴として，自分からなりたくてなるということはありません。風邪を引きたくて引く人はいない。癌になりたくてなる人はいない。同じように，精神科の病気でも，なりたいと思ってなる人はいないのです。また，自分は病気にならないだろうと予測していたとしても，病気にかからない保証にはなりません。風邪が治った人が，もう自分は風邪を引くことはないと思いますと宣言したとしても，二度と風邪を引かないということはないでしょう」

「死にたい気持ちがまた出てこないかどうか，少なくとも半年くらいは様子を見させて欲しいのです」

　それでも通院したくないという場合には，変わったことがあったら病院に連絡するように勧めます。

XII. 認知行動療法的アプローチ〈3カラム法，スケール化，概念図〉

　16セッションの認知行動療法のやり方は，保険適応の通りに実行するのはなかなか難しいものです。私の場合は，通常の精神療法の範囲で認知行動療法的アプローチとして，いきなり，3カラム法[12]をやってみせるところから始めます。

1. 3カラム法

　現病歴が十分に取れていなければ，患者さんにとって嫌な感情がもっとも強い出来事を一つ挙げてもらいます。十分に取れていれば，治療者側でエピソードを選んでしまっても良いと思います。3つのカラムの左から，"状況""感情""考え"と最初の行に書き込んで，その上で，治療者側で，状況と感情を書き込みます。本来は患者さんにやってもらうところですが，自動思考もうかがえるようであれば，治療者側で書き込んでしまいます。そして，感情をスケールにします。この後に，適応的な考えを一緒に考えていくことになりますが，適応的な考えを検討する前に，スケールにしておくことが大切です。

　感情のスケール化は，例えば怒りであれば，

　　「まったく怒りのないときを0として，これまでの人生で，もっ

とも怒りの強かったときを 100 とすると，いくつでしょうか」
などとして，数値を適当に言ってもらいます。"120" などと言う方もいますが，

「今回がもっとも怒りが強いんですね，今回を 100 ということにしましょう」
とします。

感情のカラムには，怒り（100）などと，（ ）を使って書き込むと良いです。

自動思考の部分を患者さんと一緒に考えて，書き込みます。

次は適応的な考えを検討します。今回は 3 カラムでやっていますので，"考え" のカラムの余白に箇条書きしていきます。

「他の考え方はないでしょうか」

1 つや 2 つは，患者さん側から出てくるものですが，なかなか出てこないこともあります。

「友達が同じような状況だったら，どういうふうにアドバイスしますか」

「○○さんと，相手が逆の立場だったら，どう考えるでしょうか」

「このとき相手の人はどう思っていたでしょうか」
などの質問が，別の考えを引き出すときには有効です。

いくつか書ければたいしたものです。褒めましょう。

「別の考え方ができるというのは，○○さんに力があるということですね。すばらしい」

治療者側で，他にも考えがあれば追加します。

ある程度，適応的な考えが揃えば，感情の評価を行います。

「このような考えをしたとすると，怒りはいくつくらいにな

196 　　　　　　　第Ⅱ部　戦術編

りますか」

　大体の人は，数値を多かれ少なかれ減らすことができます。この後取り上げるのは，減った量ではなく，減ったという事実です。100 が 99 になっただけでも良いのです。

　「少しだけですが，嫌な感情が減らせたとしたら，それはすばらしいことです」

　「なぜなら，このエピソードがあったのは過去のことで，過去の出来事は変わっていないのに，嫌な感情を減らせているからです」

　「考え方を少し変えることで，変えにくい感情を変化させることができます」

　認知行動療法的アプローチの前に，"変えやすいこと，変えにくいこと"の戦術が使われていれば，変えやすいことにある"考え・思考"と変えにくいことの列にある"感情"とを確認したりすると良いです。私は，A4 コピー用紙の表に"変えやすいこと，変えにくいこと"の表を書き，裏に 3 カラム法を書いて，一連の流れとして実施することも多いです。

2. 認知行動療法の概念図

　もし，認知行動療法的アプローチを次回以降も続けるのであれば，ここで認知行動療法的なアプローチを簡単な概念図（図5.2）を描いて説明します。続けるかどうかは，患者さんの反応を見て決めます。十分な言語能力があることと，初回のやり方で，ある程度効果を実感している必要があります。

　「嫌な感情は，ある状況に対して直接出てくるものではありません」

第5章 魔法の言葉? 精神療法って何してる?　　　197

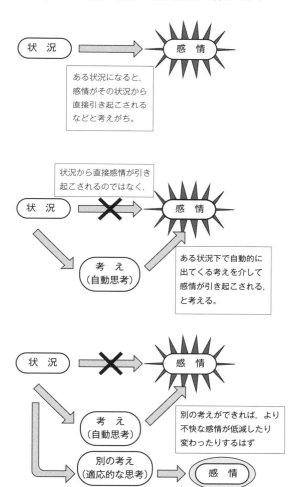

図 5.2　認知行動療法の概念図

「ある状況に置かれると,考えが自動的に浮かんできて,その結果として感情が出てくるという理論があります」

「自動的に出てくる考えを自動思考と呼びます。自動思考の

バランスが悪いと嫌な感情が出て来やすくなります」

「状況から直接感情が出るのでなく，状況，考え，感情の順で，感情が湧き起こるというモデルをもとにした治療法を認知行動療法と呼びます」

認知行動療法の自習用の書籍[53,63]を紹介してもいいですし，認知行動療法的アプローチとしてしばらく続けるなら，宿題を出してみても良いと思います。

「再診の外来では5分から10分しか時間が取れませんので，今回と同じようにはできませんが，何か困ったことを一つくらいなら，取り上げることができるかもしれません。困ったことを箇条書きにして来てください。宿題です」

「宿題は得意ですか？　あまり得意という人はいないので，心配せずに書いてきてください」

3. リストカットや過食は悪いことか〈バランスシート，対処行動リスト〉

●バランスシート

リストカットや過食など衝動行為は，できれば，やめたいし，やめてほしい行動ですが，なかなかやめられないようです。特に境界性パーソナリティの患者さんでは，善悪二元論で考えてしまいやすいために，ますます落ち込みやすくなったりします。バランスシートを導入して，良い面にも注目させて，罪悪感を減弱させる戦術を取ることがあります。ちなみに，"バランスシート"は，複式簿記の財務三表の一つ，貸借対照表のことです。ここではリストカットを例にとって，表を作っています（図5.3）。

第 5 章　魔法の言葉？　精神療法って何してる？　　　199

リストカットをやめると良いこと	リストカットをやめると悪いこと
リストカットを続けると良いこと	リストカットを続けると悪いこと

図 5.3　リストカットのバランスシート

　「たいていのことは良い面もあれば悪い面もあります。リストカットは確かに良くないことですね。良くないとわかっていて，なぜやめられないのでしょうか」

　「良くないとわかっていてもやめられないのは，リストカットに良い面があるからだと思います」

　A4 のコピー用紙を取り出して，四等分するように十字を書きます。左上のセルの 1 行目くらいに "リストカットをやめると良いこと"，右上は "リストカットをやめると悪いこと"，左下は "リストカットを続けると良いこと"，右上は "リストカットを続けると悪いこと" と書き込みます。

　左上と右下（やめると良いこと，続けると悪いこと）は，割とすぐに出てくることが多いセルです。過剰適応なタイプでは，認知行動療法でいえば認知の歪み「全か無か思考」を反映して，「リストカットを続けると良いことはありません」などと言う患者さんもいます。この場合には，次のように続けます。

「悪いことばかりと考えているんですね。それでもリストカットが続く場合には，○○さんにとっては良いことがあると思います」

「例えば，リスカすると少しすっきりするという人もいます」などと，水を向けてみても良いかもしれません。バランスシートで良い面を具体化することで，リストカットの罪悪感を減じると同時に，極端な考えに走っていないか確認したり，「他にスッキリするような行動で代用できるといいと思います」などとつなげて，対処行動のリストを作らせたりしても良いと思います。

● 対処行動のリスト

対処行動リストは，衝動行為をしたくなったときに，気分を切り替えたり，時間を稼いだりするために，あらかじめ作っておくリストです。「リストカットでスッキリする」という場合には，「他にもすっきりするようなことは何かないですか」などと尋ね，具体的な方法を挙げてもらいます。また，衝動性の心理教育などを行った後であれば，「衝動性は長続きしません。死にたい気持ちが減ってくるまでの間をうまく過ごせれば，リストカットしなくて済むと思います」などと説明します。

具体的な対処行動は，さまざまです。音楽を聴く，本・雑誌・漫画を読む，絵を描く，掃除をする，DVD・動画を見る，歌う，踊る，散歩する，筋トレ，友達と話す，などがよくある方法です。具体的に音楽であればどの曲を聴くか，本であればどれを読むか決めておくと良いと思います。"CDのアルバムを1枚聴き終わるまで我慢する"といったことが実現可能であ

第5章　魔法の言葉？　精神療法って何してる？　　201

れば，相当の時間を稼ぐことができます。DBT で紹介されて
いる対処方法から一つ勧めるとすると，「角氷を握る」という
ものがあります。家庭の冷凍庫で作る四角い氷を，思いっきり
握りしめるというものです。このときには痛みをまず感じるか
もしれません。そしてほぼ同時に冷たさも感じるでしょう。そ
れでも握りしめることを続けていると，次第に氷が溶けだす感
じや，水が滴る感じを覚えると思います。氷が解けきるまでそ
の間感覚に集中していると，だいぶ時間が稼げます。この方法
では，リストカットの痛みを氷の冷たさで代償するというだけ
でなく，考え込んでしまうことを身体的な感覚に注意を向ける
ことで代償しています。これは，マインドフルネスに通じる対
処行動になっていて，とても面白いと思います。

　対処行動のリストは，大きなものと，小さなものを用意して
作って置けると良いです。大きなものは目につくところに貼っ
ておき，小さなものはリストカットするための道具などにつけ
ておきます。自傷にハサミを使う人であれば，ハサミの柄に
カードを結びつけて目につくようにしておくのです。私の担当
した患者さんでは，コンビニでプリンなどを買うとついてく
る，プラスチックの使い捨てのミニ・スプーンを折って使う方
がいましたので，ミニ・スプーンのストックがある冷蔵庫の一
角にリストを貼ってもらいました。

XIII. 精神療法の戦術構成，とくに境界性パーソナリティ　　の患者さんに対して

　治療の目標の設定とともに，戦術をどのように組み合わせる

かは重要な項目です。境界性パーソナリティの患者さんでは，臨床症状の改善に早さに差があり，衝動性がより早く，抑うつ症状はよりゆっくりと改善します。早いといっても，衝動性の改善までにかかる時間の中央値は2〜8年，空虚感など感情面の症状の改善にかかる時間の中央値は4〜10年です[21]。治療までに長い時間がかかるにもかかわらず，比較的短期間で治療が中断しやすいところが境界性パーソナリティ障害の治療の難しいところです。診断基準には，理想化とこき下ろしを揺れ動く極端な対人関係が特徴としてあげられています。このような対人関係のあり方は，治療の場にも持ち込まれ，治療者に対して，理想化とこき下ろしが次々と起こります。こき下ろしが起こると，治療者も往々にして突き放したくなりますし，患者さんも治療関係から離れやすくなります。治療者が症状を改善しようという気持ちが強すぎると，患者さんを責めるような形になり，やはり，こき下ろされて治療関係から脱落します。

　そこで，境界性パーソナリティの治療の目標を，"症状の改善"からワンダウンして，"通院が続くこと"を目標にすると治療が継続しやすくなると思います。

●ギャップを使って理想化させる

　境界性パーソナリティ障害の患者さんの治療では，特に初回の面接が重要です。治療の大きな目標は症状の改善ですが，それは，認知の面では善悪，白黒など二元論的な認知を，連続的で幅のある考えを導入し，程良い真ん中である中庸に近づけるということになります。しかし，初回ではそのような考え方，生き方の修正は当然できません。初回面接が，担当医に対する

こき下ろしで終わってしまうと，治療関係は1回目で破綻します。そこで初回面接では，やむを得ず，主治医に対する理想化を起こす必要があります。

　理想化を起こすにはどうすれば良いでしょうか。逆説的ですが，まず，こき下ろしを起こさせます。そして，初回面接の中で，こき下ろしから理想化に評価の切り替えを狙います。通常では極端な2つの評価を短時間で切り替えることは難しいと思われますが，境界性パーソナリティの患者さんの特徴である，こき下ろしと理想化の両極端を揺れ動く性質を利用すれば，比較的容易にこき下ろしから理想化への切り替えが起きます。

　具体的には，初回面接を1時間くらい行うとして，前3分の1くらいは，病歴や困っていることの具体的な内容の聴取に当てます。この間は，支持的である必要はなく，中立的なほうが良いと思います。次に，こき下ろしを起こさせるために，直面化していきます。できるだけ，患者さんの言葉を使うと良いと思いますが，例えば，

　「その結果はどうなったんですか」

　「一人ぼっちなんですね」

　「きっと，そのような形では，誰も○○さんの気持ちをわかってくれないでしょう」

　その上で，希死念慮などが表出されれば，前述の切り返し戦術を使って，解釈を行います。繰り返しになりますが，"生きている価値がない"という人なら，

　「そのとおりだと思います。今の○○さんには生きている価値はありません」

　「ところで生きていることの価値は，誰がどうやって決める

のでしょうか」

などとします。この後に続く"解釈"は支持的に働きます。そのために，直面化でこき下ろし方面に傾いていれば，その後の解釈は，治療者に対する評価を理想化の方向へ，グッと引き寄せてくれると思います。

初回面接では，直面化と解釈のギャップを使って，"こき下ろさせてから，理想化"させ，患者さんの治療者に対する評価を"振り回す"ことができると，次の面接にはつながりやすいと思います。

あるいは，次の面接につながるときには，ある程度理想化が起きたときかもしれません。初回から理想化される場合には，前医に対するこき下ろしが前提にあったりする場合もあります。思うとおりに相手をコントロールしようという気持ちがあると，とたんに難しくなりますが，それでも，ある程度面接の流れや着地点を意識しておいたほうが，私としてはうまくいく率が上がるような気がします。

XIV. まとめ

精神療法について，戦術をまとめました。精神療法はもっともマニュアル化しにくく，もっともエビデンスを作りにくい技術です。私がテクニックとして使っている技術を記載しましたが，あまりマニュアル化せずに，患者さんとの間に生じるその場でのやりとりがもっとも重要だと思っています。

最後にもう一度，精神療法とは何か考えたいと思います。精神療法がうまくいけば，患者さんは，「自分で治療を選びとっ

第5章 魔法の言葉？ 精神療法って何してる？

た」とか,「もう一度同じことがあっても, やっていける」とか, そんな自信が持てるようになるのではないかと, 私は思います。そのとき, 精神療法は, 患者さんの人生の中で, その役割をかなり小さくし, まるで何もしていなかったかのような状態になるのです。紹介したテクニックによって治療者を治療の場にとどまらせ, 最終的には, 自らの役割を無力化し, よくなったときの手柄はすべて患者さんに取ってもらう, それが精神療法であり, そのときには, 冒頭の「何もしていないように見えて手ごたえだけが残る」ことになるのかなと, 今では思います。それが, 精神療法なのかもしれません。

6 スムーズな 入院マネジメントのコツ
〈入退院の戦術〉

I. 入院の目的，期間

　入院の期間の設定は，"戦術"の一つです。

　入院の期間は，目的によって変わります。病状が良くなるまでというのが通常の入院の目的です。狭い意味での精神病症状がある場合には予想が立てやすくなります。この場合は病状が良くなるまでの非任意入院です。統合失調症の興奮（幻覚・妄想によるものを含む），単極性・双極性を問わずうつ病の抑うつ状態，双極性障害の躁状態などです。このような病態では，ある程度薬物療法で改善が望めます。

　一方で，慢性的で体系化された幻覚・妄想，パーソナリティ障害や神経症圏でのうつ状態は，状態が良くなるまでを入院期間とすると，退院できなくなることがあります。この場合は期間限定の休息入院という形を取ります。また認知症の周辺症状としての興奮も，長期化することが多いです。

　入院に際して戦術は，①病状が良くなるまでの非任意入院，②期間限定の休息入院，③高齢者の入院にざっくり分けられま

す。

II. 病状が良くなるまでの非任意入院

　病棟運営を考慮すると，この戦術を採ることには，一見勇気が要るかもしれません。診療報酬での急性期要件に，新規患者の6割以上が3ヶ月以内に在宅に移行するという要件があり，「病状が良くなるまで」というのは，期間が延びてしまうのではないか？という不安が出てくるからです。しかし，上記で示したような狭い意味での病気では，大抵の場合，薬物療法が奏功し，寛解とまではいかなくても，自宅での療養が可能な程度までは症状が改善します。1割ほどは，最初の1，2剤での薬物療法で効果が上がらずに3ヶ月を超えてしまい，他の病棟への転棟や，転院などの出口が必要になりますが，急性期要件では3ヶ月を超えるのは4割までは許容範囲ですので，取るべきリスクです。標準的な治療を行えば十分クリアできます。たいていの患者さんはこの戦術で，問題がありませんので，戦術の選択では，②と③の患者さんを慎重に除外することになります。

III. 期間限定の休息入院

　慢性的で体系化された幻覚・妄想を持つ患者さん，パーソナリティ障害や神経症圏でのうつ状態では，期間限定の休息入院を行います。良くても悪くても入院当初で定めた期間が過ぎれば退院という形です。入院前の環境に不適応である場合には，入院することによって得られる"疾病利得"が大きいために，

退院に際して調子が悪くなったなどと訴えたり，退院間際に自傷行為を行ったりすることがあります。入院の当初で，期間についての設定をしておくことが重要です。このような入院では，期間と同時に，外出や外泊についての取り決めも必要です。患者さんの中には，入院前に進行中の何らかの問題（学生であれば受験，成人であれば仕事や子育て，しばしば訴訟など）を抱えており，休息を求めて入院したにもかかわらず，入院後すぐに外出や外泊をしたがることがあります。このようなことでは休息になりません。しっかり休むために，外出や外泊は制限することもケースによっては必要です。自宅では休まらないために，休息できる環境を病院で提供していることになりますので，公費も投入されている入院環境を無駄に使うことは可能なかぎり避ける必要があります。外出したり外泊したりして，問題の解決に時間を使えるようであれば，少なくとも休息のための入院は必要がないとも考えられます。

　こころの医療センターの私たちの病棟で，休息入院をする患者さんのもう一つのグループに，薬物依存症の方たちがいます。私たちには通称茨城方式という，薬物依存症の患者さんたちの自助グループとの連携システムがあります。こころの医療センターは解毒治療，保健所・精神保健福祉センターは相談や家族教室，茨城 DARC は回復プログラムと，3 者で役割を分担して，依存症の治療回復を行うというものです。私たちの病棟の役割は，依存薬物の離脱の期間に安全を確保し，薬物が抜けたところで退院し，回復プログラムは DARC で行うというものですから，担当医の負担感は小さくできます。DARCでは 12 ステッププログラムに基づいたミーティングや，共同

生活での役割分担など，また，就労の支援などを行います。DARC は薬物依存症の患者さんの自助グループですので，職員も皆，薬物依存症者です。彼らの専門知識の多くは現場の経験から覚えたものですので，DARC には医療・医学的なサポートの機能はあまりありません。しかし，依存症者を受け入れ，辛抱強く回復を待つことに，彼ら以上に精通している人々を私は知りません。休息入院は，解毒を目的とした入院でなく，DARC に入所中の依存症者の中で「集団生活に疲れた」「幻聴が強いので休みたい」など，さまざまな理由で入院を求める患者さんたちが対象です。このような方には期間を決めて休息入院としています。

Ⅳ. 高齢者の入院は，長期化しやすいが社会資源が豊富

　認知症の高齢者の長期化は 2 つのパターンがあります。一つは，急性期病棟ではベッドコントロール目的で部屋を移動することが多いため，環境変化に脆弱なせん妄状態の認知症患者さんの症状がなかなか改善しないというケースです。もう一つは，興奮を抑えるために使用した抗精神病薬によって過鎮静になったり，嚥下困難が出現したりした結果，誤嚥性肺炎などの身体合併症を起こして，入院が長期化するケースです。高齢者の場合には幸いなことに，退院後の施設やサービスには選択肢が多いために，入院当初に，介護保険の区分をチェックして，場合によっては家族から再審査を請求してもらうことも考えます。再審査して新たな介護区分が認定されるまでに，1 ヶ月程度かかるからです。入院にあたっては，認知症の中核症状であ

る物忘れについては入院では改善の余地はなく，むしろ悪化することもあることと，身体的には精神科治療が負担になりうることを，あらかじめ説明することが重要です。高齢者の入院で注意することは，家族の要求とのミスマッチです。精神科の一般の患者さんで入院が必要になる方の多くは，残念なことに家族が疲れ果てて入院を望みます。「入院させると患者さんに恨まれ，退院させると家族に恨まれる」という私の師匠のＴ先生のボヤキを紹介しました。しかし，高齢者の認知症の患者さんでは，病状が顕在化する前まで，社会や家庭生活によく適応してきているために，家族が認知症という障害を受け入れていない場合があります。精神科の病棟に対する偏見・スティグマは健在ですから，「親を精神科の病棟なんかに入れてしまった」という負い目があるために，些細な誤謬や職員の態度に対して，攻撃的になることがあります。家族から，入院に際して受ける攻撃性というのは，病歴の浅い方で，問題行動がそれまでなかった方では，高齢者によらず多く見られます。注意を払っておかないと容易にトラブルに発展します。特に同居していない子には説明などに注意が必要です。

V. 部屋の選択

　部屋の選択は，戦術というより兵站に入るかもしれません。リスクを評価して適切な部屋を選択します。選択のポイントは，暴力，希死念慮，他患への干渉，食事状況の４つです。茨城県立こころの医療センターでは，部屋の種類は，６つです。①保護室，②準保護室，③強化個室，④一般個室，⑤４人部

屋, ⑥観察室です。

①保護室

もっとも, 丈夫な部屋です。たいていの暴力に耐えるようになっており, 入り口ドアのほか, ドアの反対側の格子越しに診察, 観察することができます。残念ながら, こころの医療センターでは, 病床数280に対して5床しかない, 貴重な資源です。

衝動性が高く, 看護師を呼ぶためにドアや壁を激しく叩くなどする場合には, 保護室が必要です。

②準保護室

保護室の次に丈夫な部屋です。壁, ドアは丈夫ですが, 天井が丈夫でなく, トイレの便座に立って飛び上がり, 天井の板を破ろうとする患者さんがいます。マリオかっ[41]。

病棟を建設するときにヒヤリングで, 保護室が少なく, 準保護室のみの病棟が多いことから, 旧病院での保護室と同様に使えるかどうか, 設計・建築会社に尋ねました。「壊されて困ったという報告は聞いていない」との回答で, 保護室の建設費はかなりかかることから現在の体制になりましたが, 運用を開始してから, 壊されることが続き, がっかりしました。今でも, 悔しい思いがします。

準保護室は, 若干暴力には弱いので, 壁やドアを激しく叩くような患者さんには向きません。希死念慮が切迫している場合には, 看護室からの目が届きやすいことから準保護室以上で観察するほうが安全です。

③強化個室

準保護室とほぼ同等の丈夫さですが，若干目が届きにくい構造です。保護室・準保護室が足りなくなり，一般個室を補強しています。過干渉傾向で，隔離が必要な場合などに使ったりします。ユニットが分かれているので，ユニット開放などの手段を取ることも考えられます。

④一般個室

患者さんにとっては居心地の良い部屋です。終日隔離が必要な場合には，ポータブルトイレを入れる必要があります。ポータブルトイレは中身を床にまいたり，壊したりするので，興奮・暴力のある人には向きません。水中毒やECT前など，飲水制限が必要であっても，暴力などはない場合に利用します。終日隔離はしなくてよく，部分開放としている段階では，個室のほうが管理上も便利で安全です。希死念慮がある患者さんにとっては死角が多くなるのでかえって危険なこともあります。

⑤４人部屋

最近では子どもの頃から個室を与えられて過ごす人が多く，集団生活の経験がない人が増えていますので，あまり患者さんの人気はありません。急性期では，退院に向けて外泊などを行っている場合に使用します。希死念慮がある患者さんの場合には，準保護室での部分開放の後，隔離を解除してそのまま個室を利用せずに，４人部屋に移すというのは選択肢にあります。不審な動きがある場合には同室の患者さんが気が付いてナースコールで教えてくれる場合もありますし，そもそも人目

があると致死的な行動は起こしにくいものだからです。展示的な自殺企図を起こすようなパーソナリティ障害系の人は，周囲を操作することもあるので，4人部屋は向かないこともあります。ただし，パーソナリティ障害の患者さんでも，あえてミスマッチを作ることができると意外と良い結果を生みます。例えば，高齢の患者さんたちの中に，1人だけ若いパーソナリティ障害の患者さんを入れる場合です。境界性パーソナリティの方では，向上心や正義感が強い人も多く，うまくすると，色々と世話を焼いてくれるようになります。過干渉になって嫌われることもありますが，入院時点で自己評価が下がっている人の場合には，パーソナリティ障害の人にとっても，治療的に働くことがあります。

⑥観察室

観察室は看護室に併設されており，ベッド数にカウントされていない部屋になります。食事が取れなかったり，誤嚥性肺炎などで食事を止めて抗生剤の点滴を必要としていたりするなどして，身体拘束が必要になっている方に使用します。身体拘束中であっても，大声で騒ぐ人には向きません。

できるだけ，4人部屋と個室を埋めるようにベッドをコントロールしないと，病床はあるのに受け入れできない事態が生じます。保護室で観察するのがもっとも安全であるために，保護室は埋まりやすいです。しかし，それでは，社会的要請に応えることができなくなります。入院中の患者さんにとっては，保護室から準保護室・一般個室へと移り開放度を上げていくこと

は，喜ばしいことであると同時に，自身の暴力や自殺企図によって，結果的に自分が損害を被るリスクを背負うことになります。暴力や自殺企図によってもっとも不利益を受けるのは患者さん自身です。リスクを負わせることになったとしても，市中で興奮・自殺企図など症状で治療を受けられない患者さんよりは相対的にリスクは低下しています。また，退院が目標であれば，病棟内で行動制限を受けずに安全に過ごせるかどうか試すことは，避けられません。ベッドコントロールでは，保護室の空床数が目標に達成できるように，ベッドを動かしていく必要があります。

VI. トラブルや，訴訟リスクに関する考え方

「注意を払っておかないと容易にトラブルに発展します」というフレーズは私もよく使ってしまいますし，一見正しいように感じますが，残念なことに逆説的な意味を含んでいます。「普段から患者さんとの信頼関係を作っておけば，訴訟にはならない」などという弁護士さんの言葉も聞いたこともありますが，これもパラドックスです。普段から注意を払わないようにしている人はいません。信頼関係をできるだけ築かないようにしている人もいません。普段から気をつけていることがたまたまできなかったときに，たまたま事故が重なると，トラブルや訴訟に発展するのです。どんなに注意して仕事を配分しても，忙しくなって，余裕がなくなることはあります。余裕がないときほど，信頼構築は後回しになり，また，事故の可能性も増えます。どんなに気をつけても，リスクが0になることはないの

です。ドラッカーは「リスクがなくなることはない。リスクを上回るベネフィットがあるかどうかを考えることだ」と言います。医療を続ける上で、家族と信頼関係ができる前に事故に至ることは、引き受けざるを得ないリスクと言えます。このリスクをもっとも大きく背負うのは、家族と医療機関の間に挟まれた患者さんであることを忘れないようにしています。

Ⅶ. 解毒目的の入院

　薬物を乱用した直後の、解毒目的の入院です。この目的での入院の入り口は2つあります。一つは幻覚・妄想を呈して連れて来られた患者さんの受診時の検査で薬物の使用がわかるというケースです。もう一つは、DARCに入所したばかりであったり、入所中に薬物の再使用をしてしまったりした患者さんです。解毒といっても、自然に体内から排出されるまでの時間を安全に過ごさせるという形で、特殊なことは行いません。

　例外的に、興奮性の薬剤の使用後、脱水やCPKの上昇などが見られるケースには、身体拘束をして、補液をすることがあります。これは、覚醒剤など興奮性の薬物の乱用の後では、食欲低下し、脱水気味になっている上に、過活動となることから、横紋筋融解を起こしている場合があるからです。また、興奮や幻覚・妄想に対して抗精神病薬を使用しますが、これらの薬剤も横紋筋融解を起こすことが稀にありますので、補液をしておいたほうが無難です。

　解毒目的の入院の場合、注意したいのが渇望期です。断薬・断酒して1〜2週間ほどの間の退薬期の後から出現し、1〜

２ヶ月ほどで落ち着いてくる依存症に特有の症状です[46]。症状として，易刺激性，易怒性などが見られます。覚醒剤などの違法薬物の使用歴のある患者さんは，暴走族や暴力団など反社会的な背景を持つ人も多く，このような背景を持つ患者さんが，渇望期には，退院要求や待遇への不満から，医療者を挑発したり，脅したりといった行動に出ることがあります。こういった行動を，依存症の回復過程である「渇望期」と捉えることができないと，職員と患者さんとで対立する構造となり，治療の継続・維持を図ることが困難になります。渇望期が過ぎると，「ウソのように」落ち着くことが多いので，辛抱強く接することが必要です。私たちの病棟では，退薬期がすぎれば退院として，DARCなど外部の回復施設につなぐようにしていました。

　警察など司法への通報については，患者さんの治療の意思が少しでも見られるかどうかで判断します。何らかの精神症状で来院し，偶発的に尿から検出されたような患者さんの場合や，薬物の使用を否認するなどし，「俺は薬をいつでもやめられる」などと薬物依存症の治療意欲が感じられない場合には，警察や麻薬取締官への通報を行うこともあります。入院時に採取した尿検体を証拠として提出する場合には，警察に来院してもらって，写真を撮ったり，封をしたりといった所定の手続きをする必要があります。警察では覚醒剤の場合はよく動いていただけます。大麻については，司法による処遇としたほうが治療効果は高いと見込まれる場合には，麻薬取締官に通報するほうが良いかもしれません。麻薬の所持・使用者を発見した場合，麻薬及び向精神薬取締法には，都道府県の管轄部署に届け出ることが定められています。一方，自発的な意思を持って，依存

症の治療を求めてきた患者さんの場合には，尿検査で陽性であっても通報はしません。通報によって治療を回避するようになり，病院に来なくなるからです。治療を受けに自らやってくるのは適応的な行動ですから，司法への通報によって行動に負の強化を与えることはしません。

通報したとしても，守秘義務違反に問われることはないと考えて良いと思います[23, 54]。

VIII. 退院までの戦術

入院時の目標を達成すると，退院になります。症状の改善は，症状の消失を意味しません。外来治療を継続し，さらに改善が望めるのであれば，退院可能となります。"症状が良くなるまで"を目標にしていた場合には，どの程度症状が良くなったか？を判断する必要があります。

①拒薬がないこと。拒薬があると外来での治療はできません。病識がなくても，「眠るために必要」でも良いし，「薬を飲まないと入院が続いてしまう」でも構いません。定期的に薬を飲めることが必要です。

②食事，睡眠が規則正しく取れること。入院中は，消灯が21時で，起床が6時ですが，自宅に戻ってからは，病棟よりも，生活時間が遅くなる方が普通ですので，規則正しくさえあれば，時間がずれても構いません。

③職員の指示に従えること。保護室での隔離処遇から解放するにあたって，入浴や試験開放の際に，再入室の指示に従えるかどうかは重要なポイントです。職員の命令に絶対逆らっては

第6章　スムーズな入退院マネジメントのコツ　　219

いけないということではもちろんありませんが，基本的な生活
の指示に従えないようでは，おそらく家族のもとでもトラブル
が続いてしまうでしょう。

　隔離を解除としても，トラブルなく過ごせるようであれば，
外泊を行います。

　病棟での集団生活よりも，自宅での生活のほうが，基本的に
はストレッサーは少ないと思われますので，入院中問題なく過
ごせていれば，外泊で問題となることはまずありません。しか
し，私は試験外泊を原則2回行っていました。2泊3日程度の
短めの外泊をまず行います。家族がある程度付き添っていられ
る期間での外泊です。「退院させると家族に恨まれる」ことも
あるほど，患者さんが自宅に戻ることは家族の不安を煽りま
す。まず十分に見守れる環境を準備することが，家族の安心
のために必要です。2回目の外泊は，1週間弱程度で予定しま
す。家族のウィークデーも含めて，家族が日常生活をおくる
と，患者さんから目を離す時間が増えます。それでも問題なく
過ごせるかどうか確認する外泊です。万が一トラブルがあれ
ば，早めに帰院することが可能であることを保証します。経験
上，外泊でうまくいかないということはめったにありませんで
した。

　自宅にいる間の患者さんの病的な行動・症状に，たいていは
家族が困って入院していますから，外泊についての家族の不安
はもっともなことです。われわれの目標（患者さんに最善の利
益を提供し，社会的要請に応える）について説明して，落ち着
いたら退院することが前提であること，外泊なしに退院となる
と，ベッドが埋まるなどして再入院を保証できないこと，外泊

で病院にベッドをキープしながら外泊することで，何かあってもすぐに戻ってきてもらえることなどを説明します。

　患者さんにとってストレスと，病状に対する増悪因子は必ずしも一致しないということも断っておきます。病棟での集団生活はストレスと当然考えられます。しかし，病状が悪化したのは，集団生活をしていなかった，自宅で過ごしていた期間です。患者さんの健康な部分にとってはストレスとなるような行動制限は，病状にとって改善する因子となっていることも考えられますし，逆に患者さんが好むような自宅での生活は病状を増悪させる因子とも考えられます。もちろん，薬物療法など治療の有無も考慮しなければなりませんが，入院前の自宅での経過だけ見れば，自宅がむしろ悪化要因になる可能性があることは，患者さん・家族に説明しておくと良いかもしれません。

IX. 退院における家族の不安について

　自宅退院を阻害する要因は，家族の不安であることも多いです。家族にとっては，病院のほうが安心であることは確かですし，退院に対する不安はあって当然とも思います。しかし，家族に不安があるために，改善している患者さんが退院できないと，入院がいたずらに延び，あるいは入院が必要な患者さんに対して，ベッドを供給できないことも出てくるかもしれません。退院に際しては，患者さんの症状の改善はもちろんですが，家族の不安をいかに軽減するかに気を配る必要があります。

　外泊を前にした家族との面談で，よくある質問をあげます。

第6章　スムーズな入退院マネジメントのコツ　　221

・**症状を隠しているだけではないか。**

「症状を隠蔽している可能性は，常にあります。ただし，病状の極期には，症状を隠蔽することすらできません。うまく隠蔽しているようなら，入院にはならないからです。退院にあたって必要なのは，症状があるかどうかではなく，外来での治療が維持できるかどうかです」

・**再発したらどうするのか。再発すると困るので家に戻せない。**

「再発の可能性はあります。再発する可能性を0にする方法はありません。病気になる可能性はだれにでもあります。病気になる可能性がある人が，全員入院しなければならないとするならば，健康な人も入院を続けなければならないことになります」

・**退院すると困る。**

「どんなことが困るでしょうか。困りそうなことに対して，具体的な対策を立てて一つ一つクリアしていきましょう。退院した場合に，実際に困ることは何か，見つけるために，外泊をしてみましょう」

・**まとめとして。**

「入院前はご家族も大変苦労されたでしょうから，ご心配はもっともと思います。不安も大きいと思います。ところで，不安を抑えるにはどうしたら良いでしょうか」

「不安を抑えるには，良い経験を積むことです。経験を積むためには，実際に行動してみる必要があります。短い外泊をしても，大丈夫だった。長い外泊でも問題がなかった。こういう経験を積むことで，ご家族の不安も減ると思います。病院にい

るかぎり，不安が減るということはないのです。外泊という経験を積まなければ，不安を減らすことはできません。不安だからといって，外泊しないのであれば，いつまでたっても不安は続き，入院も続けることになってしまいます」

　外泊に難渋する場合には，家族付き添いで院内外出，院外外出などステップを踏むこともありえます。家族がのらりくらりと外泊日程を決めずに退院を引き延ばしているように感じることも，よくあります。家族の不安が強いのはやむを得ません。この場合，家族と本人を敵対させるような形はあまり良くありません。「ご家族の，再発して本人に辛い思いをさせたくないというご心配もよくわかります」と支持的に対応します。そのうえで，患者さんがよく改善しており，治療者側に自信があれば，少し強く出る戦術もあります。退院日を先に決めてしまうのです。

　「次回はいつ面談に来ていただけますか」と質問します。予定がわからないということであれば，こちらの予定を決めて優先してくださいと言います。1ヶ月後くらいが目安です。日が決まったら，その日を退院日にしましょうと言います。退院日までに，外泊はしてもしなくても構いませんと伝えます。「外泊をしておいたほうが，退院後の問題点があるかどうか，あれば対策を立てるためにも，良いと思いますが，お忙しいなら，リスクをとって，外泊はなしでの退院でも良いですよ」と結論します。この作戦は一時的には，家族の恨みを買う可能性がありますが，病棟の目標が，患者さんに最善の利益を提供し，社会的要請に応えるためには，退院できる方を入院させ続けるわけにはいきません。この辺りの私たちの病棟の目標も丁寧に伝

えます。「退院可能な方が入院を続けているために，入院が必要な方が入院できないという事態は避けなければなりません」と説明すれば，たいていの方は，外泊を承諾していただけます。家族に対して“絶対”を保証できませんが，できるだけ，リスクを減らして退院するために外泊を勧めるのです。

　家族が高齢になっている場合に，「何かあったら困ってしまうので，もう入院させておいてください」と言われることがあります。このときは，以下のように説明してうまく外泊につながり，退院させることができました。「ご家族の心配はもっともですね。ところで，大変失礼な話ですが，ご本人と，ご両親ではどちらが長生きするでしょうか」

　「このまま入院を続けていて，そのまま家族が亡くなってしまったとしたら，退院はできるでしょうか」

　「まだご家族がご健在で，こうしてお話を聞きに来てくれる，今回が，自宅で本人が過ごせるラストチャンスかもしれません」

　「困ることがあれば，それを乗り越えられるように考えますので，何とかまずは外泊をお願いします」

　退院後は，患者さん本人が，体の弱った家族を支えて生活する場面もあり，退院してよかったと言っていただきました。家族が入院するなど高齢化に備えて，入所設備のある施設に通所を開始し，家族のサポートが不十分になれば，入所にスムーズに移行できるように準備しています。

X. 社会資源の選定

　社会資源の利用は，できるだけ早い段階で判断しておくことが望ましいです。利用する社会資源によって利用を考えるタイミングが違います。

　社会資源のレベルは，①転院・転棟，②施設入所，③施設通所，④ヘルパー・訪問看護利用，の４段階を考えています。

①転院・転棟

　急性期以外の他の病棟や，精神科の他院は，基本的には福祉施設的な性格を持っています〔なぜ施設的な性格を持っているかについては"精神科医療とは"の項目（p.3～）を参照してください〕。病状が重く，長期の治療が必要になったり，緊急措置などで入院したけれども住所地が遠方であったりする場合などには，転棟・転院の対象になります。このうち，緊急措置入院の場合には，救急用の空床を確保するため，後方転院という形で，精神保健福祉センターに転院先の選定・調整をしてもらいます。茨城県の場合には，後方転送先は制度として運用されていませんので，転院先の病院の善意・厚意で，お願いする形になります。病棟の混雑具合によっては，入院翌日の転送もありえます。この際，緊急措置・措置の形態であれば，県の予算で移送業者の委託費が賄われます。また，身体拘束をしたまま転院する場合には，別途移送の際に指定医の診察と書類が必要になります。拘束中は多く点滴したままですから，病状によっては医師が，移送車両に同乗することも考える必要があります。

治療からの逃亡や暴力も含めた，途中の安全性も考慮すると，移送のタイミングは，病棟内の処遇で，「個室で隔離」レベルで比較的安定しているほうが良いと思われます。後方転送先の病院でも，保護室を空けることが難しい場合が多いので，最低個室レベルを求められることが多かったように思います。この場合には入院後，1週間から10日で判断を求められます。

　緊急措置入院で入院したけれども，その後の措置診察で，措置不要とされて，医療保護入院などに入院形態が変更した場合には注意を要します。たとえ，この患者さんの住所地が遠方であっても，転院する場合の移送費用は，患者さんないし家族の負担になるのです。この場合には，転院先の調整に加えて，家族の意見の調整も必要で，2週間から1ヶ月程度は見込んだほうが良いと思います。民間の移送業者の費用は，かなり値段が高い印象があります。4週時点で，症状の改善の程度によっては，遠方であっても転院はさせずに，直接退院を考えたほうが良いこともあります。

　緊急措置，措置入院以外の入院形態の場合には，急性期要件の達成も考慮して，できるだけ，自宅などへの退院を目指しますから，入院当初は転院を考慮に入れないと思います。しかし，病状によっては，転棟，転院することもあります。3ヶ月を超える入院期間が必要となる場合には転棟，転院を考えます。検討するタイミングとしては，入院後60〜70日目くらいです。70日目時点で，外泊・外出が一度も行われていない場合，これから2回の外泊をすることを考えると，3ヶ月以内での退院は困難が予想されます。また，この時点までに，3〜2ヶ月前までの1ヶ月間に入院した患者さんのうち，自宅など

へ退院した患者さんの割合も概ねわかるはずですので，急性期要件を達成できそうかどうか予想ができます。スーパー救急病棟の空床状況も考慮して，転棟を考えても良いと思います。

②施設入所

グループホームや入所型の授産施設が主な退院先になります。施設は福祉的な性格を持ちますので，既に，社会的な弱者となっている場合には，選択範囲は大きくなります。つまり，高齢者では高齢者施設が，生活保護受給者であれば，救護施設が，グループホーム以外にも選択できます。いずれの施設も，患者さんにとっては，"生活の場"です。入所者の出入りは少ないために，入所の順番待ちになることが多いです。こうなると，入所待ちのために転棟することもありえますので，急性期要件の達成状況には留意する必要があります。もともと，施設入所中であった患者さんの場合にも，治療期間が長くなると，自動的に退所扱いとなることもあります。3ヶ月程度が，施設に籍をおいておける目安になっていることが多いように思います。入院している間は，籍をおいてあっても，施設側に収入はありませんから，施設側としては，やむを得ないことと思います。

もともと施設に籍がある場合には，施設への試験外泊が行える場合があります。新しく入所する場合には，体験入所をさせてもらえることもありますので，可能なかぎり利用できると良いと思います。その分時間はかかるので，やはり転棟になるかもしれません。高齢者の施設の場合には，試験外泊はできないと言われることが多いように思います。

第6章 スムーズな入退院マネジメントのコツ　227

施設入所が必要そうで，費用負担の問題がある場合には，障害年金の有無を調べます。施設入所が必要であれば，生活上の困難を抱えているはずですので，年金の診断書は書きやすいと思います。ここでも，スーパー救急病棟では，時間的な限界があるかもしれません。

③施設通所

もともと施設通所されていた方の場合には，早期に施設通所を再開することもありえます。ほぼ入院前の病状まで戻っているようであれば，特に問題が生じることはないと思います。施設での問題があった場合には，通えないこともあります。いわゆる出禁です。PSWなどを通して，確認しておくほうが良いと思います。

入院前は施設に通っていなかった場合には，施設への通所についてはあまり焦る必要はないと思います。自宅療養を退院後数ヶ月行ってからの判断でも問題はありません。自立支援医療の説明と申請は退院間際には行っておいたほうが，外来での手間は省けるかと思います。

施設入所をしたかったけれども，費用の問題やサポートの問題があって通所にせざるをえない場合はあります。この場合は，通所の手段を含めて，よく検討をする必要があります。単独での通所の場合には本人と一緒に実際に通ってもらう，訓練ができると良いです。茨城県は，公共の交通機関はあまり発達していませんので，とくに交通手段の確認は念入りに行います。施設によっては施設への送迎や，外来通院の付き添いなどのサービスを行っていることもあります。特に単身生活で，施

設通所となる患者さんでは，交通訓練は重要です。外泊の際に，退院前訪問制度を利用して看護師やPSWとともに自宅に戻ったり，帰りに退院前訪問制度を利用して職員とともに交通手段を確認したりするなどの訓練をしても良いと思います。看護師に退院前訪問をお願いする際には，病棟全体の人員配置も考慮する必要がありますので，日程などは看護師長と相談します。

④ヘルパー・訪問看護利用

病状を診察時に隠蔽する傾向があったり，服薬に不安があったりする場合には，訪問看護は有効です。服薬状況を推定できる材料が，訪問看護で残薬をチェックするだけになることがあります。自立支援医療制度の活用がほぼ必須です。院内の訪問看護を利用する場合には，顔合わせを病棟で行うことができますが，あらかじめ時間の調整が必要ですので，外泊などを行っている場合には注意しましょう。院外の訪問看護ステーションを利用する場合には，外泊中に本人に会いに行ってくれるところもあったと思います。ヘルパーを利用するときには，障害程度区分のために，意見書が必要なこともあります。このレベルの患者さんで，就労などができていない場合には，入院直後は無理であっても，退院後落ち着いたところで施設通所を薦めてみても良いと思います。また，訪問看護ステーションだけでなく，市や保健所などで不定期であれば，保健師などが訪問を行ってくれるところもあります。あまりたくさんの患者さんに対してはできませんが，他に手段がない場合や，訪問看護を補完する形で利用をしても良いと思います。

社会資源を利用しない場合でも，外来では，おいおいすすめていくことは念頭に置いておくと良いと思います。

XI. 外来通院の期間

「退院後はどのくらい通院したら良いですか」という質問を，患者さんやご家族からされることがあります。退院後の計画として，私の場合は，退院後から3ヶ月は2週に1回の通院，その後は1ヶ月に1回の通院と説明します。退院後は，自殺のハイリスク期間です。退院後1週間は，もっとも自殺が多く，1ヶ月，3ヶ月と経つにつれて自殺のリスクは下がります。また，診療報酬上も，退院後3ヶ月の間に再入院すると，急性期病棟では，新規の患者さんの要件を満たさなくなるために，入院しにくくなります。疾患を問わず，特に抑うつ状態の出現には注意します。統合失調症では，予測がつきにくいところがありますが，自殺のリスクを評価しないよりはいいんじゃないかと思います。

復職についても，退院後すぐではなく，やはり3ヶ月後から始めます。大きな企業や公的な組織では，最近では復職プログラムが既にあるので，それに従って，復職をすすめます。中小企業ですと，病気療養の制度すらなく，有給を使い切ったら，失業というところもあります。プログラムがない場合には，診断書を使って，復職を準備します。午前中勤務を週3回，午前中勤務を週5日，フルタイム勤務を週5日などの勤務時間を指定し，2週間ごとに次のステップに進むのが目安です。患者さんとも相談して，勤務時間を設定します。可能であれば，上司

や人事担当者と一緒に外来受診をしてもらうこともあります。

XII. 怠薬対策

　怠薬から，再燃し，再入院に至る患者さんは多く，服薬アドヒアランスの維持は，退院に向けて重要な課題です。薬の管理を誰がするのか，まず決めておいたほうが良い事項です。家族がいれば，家族にお願いすることもできます。昼の服薬の管理はできない場合も多いので，1日1回か，朝夕の2回で済む処方にしておくなど調整をします。服薬しているかどうか，血液検査で調べられるようにしておくのも一つの方法です。第二世代抗精神病薬（非定型抗精神病薬）は血中濃度を直接測定できません。抗不安薬を併用している場合には，ジアゼパムに変えておき，入院中に血中濃度を見ておけば，外来での服薬の確認ができます。また，プロラクチンの血中濃度が上がりやすいリスペリドンなどでは，入院中にプロラクチン値を確認することで，間接的に服薬の確認ができます。確実性を期するなら，持効性注射剤も選択肢ですが，使える薬剤が少ないために，変更ができない場合もあります。

　持効性注射剤を使ったとしても，外来に来院しなければ，意味がありません。入院中担当して，そのまま外来でも診療する場合でも，通院していないことに気がつかないこともあります。訪問看護の利用を勧めておくと，通院していないことに気がつかないことはなくなります。特に，入院前の主治医が，他の医療機関である場合に，退院後すぐに元の医療機関に戻すときには注意が必要です。私の場合には，退院後3ヶ月程度は，

可能なかぎり，私の外来に通っていただくようにしています。退院後前医に戻すことにして，診療情報提供書を作成して，退院としましたが，通院せず，退院後1ヶ月ほどで自殺既遂された患者さんがいます。この患者さんは，警察官通報ではなかったのですが，遠方の方で，幻聴の影響下に保護され，家族が迎えに来ましたが，自家用車に乗せられず，救急車で来院し医療保護入院しました。幻聴の相手は女性で，「結婚する」と言っていました。治療をして，幻聴が小さくなり，頻度が減ってくると，「声は聞こえなくなってしまうんでしょうか」などと寂しげな様子でした。家族はしっかりした方でしたが，祖父母は精神科医療に懐疑的で，一時期，前医通院を中断して祈祷に通わせていたこともありました。病状の改善によってかえって抑うつ的になる可能性があり，祖父母の疾患に対する理解は不十分であることから，通院しないリスクは高かったと考えられます。しかし，遠方であることを理由に，本人・家族ともに私の外来への通院を希望されませんでした。転院については，急性期要件のこともあり，また，遠方であっても外泊は家族の支援で可能であったことから，強く勧めてはいませんでした。大変残念な症例でした。

XIII. まとめ

　戦術の一つとして，入退院に関するテクニックをまとめてみました。治療計画を立てるということは，医療保護入院の要件でも重要視されていますから，お役に立てると良いと思います。

第Ⅲ部

症例から学ぶ

患者さんに教えてもらったこと
〈症例呈示〉

　これまでの経験の中で，印象に残っている症例を紹介したいと思います。あまり学術的ではないかもしれませんが，私が患者さんから教えてもらったことが詰まった症例だと思います。プライバシーの保護のため，個人情報にかかわることは改変しています。

I. 宇宙飛行士

　30代の男性です。とある総合病院の外来で，前任者から引き継ぐ形で，彼と私は出会いました。この患者さんの現病歴はあまり書かれておらず，幻聴，被害・関係妄想で発症し，その後は軽快し，慢性的で誇大的な妄想が持続していますが，自宅で自閉的に生活してそれなりに安定しているという申し送りです。

　診察の度に，少しずつ妄想内容と病歴を聞いていきました。

　患者さんは，病院の近くの生まれで，両親と同居しています。理系の大学を卒業後，研究職として，コンピューター製造関連の会社に就職しました。彼はそこで，光学ディスクドライ

ブの開発を担当したといいます。具体的には，レーザーとピックアップの開発を行い，いくつかの論文も発表したそうです。彼の書いたレーザーに関する論文が，ある日，NASA関係者の目に留まり，情報交換をするうちに，NASAの施設を訪問することになったそうです。そこで，彼はパイロットの素質があることを見出されて，いくつかの検査・訓練の後，米国空軍の特殊なパイロットになったのです。特殊というのは，その任務が，木星付近で，エイリアンと戦う，"宇宙戦争"の戦闘機のパイロットだったからです。そのために，20代後半で宇宙戦争に参加し，エースパイロットとして活躍したそうです。しかし，宇宙空間での事故に遭い，除隊することになりました。そして，その後遺症で，仕事ができなくなってしまったのです。秘密の特殊任務でしたから，公式に米国から退役後の生活を支援することができません。米国は日本政府と話し合い，障害者として年金がもらえる手配をしてくれて，今の両親との生活が得られているとのことでした。

　若干補足が必要なこともありましたが，彼はこの内容を整然と話してくれました。精神科医としては，当然として，どこからかが妄想だろうと思います。もしかしたら，彼の論文がNASA研究者の論文に引用されたことくらいはあるかもしれません。それ以上はにわかには信じがたい話です。しかしこれだけ，荒唐無稽な内容ですと，裏を取ること（事実確認）はできないですし，特殊任務で国家機密扱いという説明で，彼の経歴は矛盾なく説明されてしまいます。臨床の精神科医の仕事は，この場合，妄想が事実かどうか調べることではありません。彼のように"特殊な"経歴，あるいは体験を持った人がい

第7章　患者さんに教えてもらったこと

かに生活していくか，それを見守り，時に支えることが仕事なのです。妄想という病的体験であっても，病的でない“体験”と境目をつけることは，彼にとってはあまり意味のないことなのかもしれません。

　彼の戦争後遺症は，狭いところや，乗り物に乗ると，「こうなってしまうのです」と言って示してくれました。言葉で描写するのは難しいのですが，右腕を頭の後ろに回して左の耳をつまみ，左腕は胸の前を通って手首を右の脇の下にくっつけるような姿勢です。彼は，穏やかでゆったりした口調で話すのですが，この姿勢を取るときは，つむじ風のように素早く動きます。彼はこの姿勢が，狭いところでは突然出てきてしまいますが，精神科の薬を飲むと少し我慢できるというのです。

　彼を診察していた期間は大変短かったのですが，一番の危機は，米国の元大統領が死去したときです。ニュースが流れた数日後，予約通り彼はやってきました。その元大統領は，彼が特殊任務に就いていた頃，総司令官だったそうです。そのニュースを通じて，彼も秘密裏に元大統領の国葬に参加するように指示を受けたというのです。彼は悩みました。薬で改善しているとはいえ，“後遺症”のために，飛行機には乗れないからです。彼は悩みながら，いつも通りの処方箋を受け取って帰宅しました。

　次の外来で彼は少し遅刻してやってきました。彼の表情は輝いていました。彼は飛行機には結局乗れませんでしたが，電車に乗って，米国大使館で記帳してきたというのです。大使館で，彼が，かつて秘密の任務に就いていたことをほのめかすと，職員は別室に彼を案内してよく話を聞いてくれ，また，特

別に記帳させてくれたそうです。彼は非常に感激した様子でした。おそらく世の中には，彼のような"特殊な任務"を持って米国大使館を訪れる人は，少なからずいるのかもしれません。ですから，ある程度扱いなれているのかもしれません。しかしながら，私は，妄想体験は持続しながら，満足を得てまた日常生活に戻れるように計らってくれた大使館職員の対応に感動を禁じえませんでした。

　この症例から私が学んだのは，妄想という強力に患者さんの行動を規定してしまう体験に曝されながらも，なんとか折り合いをつけていくという，患者さんの力です。妄想の縦断経過として，被害・関係妄想が発展して，誇大性を帯びるというのはよく見られる現象です。何か周囲の雰囲気が変わった感じがして（妄想気分）始まり，周囲の些細なことが意味ありげに見え（関係念慮），次第にいやがらせ，恐怖感を伴うような付きまといなど典型的な被害・関係妄想に発展します。このような，状態が続くと，見ず知らずの人たちからの「大規模ないやがらせ」が続くのはなぜかという疑問が生まれ，それに対する回答として，自分が特殊な力を持っていたり，地位についていたりするとか（誇大妄想），高貴で秘密の血筋に連なっている（血統妄想）などと，体験が発展するといいます。このような体験は，おそらく患者さんにとっては苦しいものと思われます。患者さんの状態を二重見当識という乾燥した専門用語で表現すると想像できなくなりますが，生活と病的体験にうまく折り合いをつけている患者さんの強さ，しなやかさに尊敬を覚えます。

II. 年末からのパニック発作

　20代の男性です。1月の年始の連休明けの当直中に，兄の車に寝かされて直接来院しました。兄によると，職場の新年会から帰宅後，具合が悪くなって自ら救急要請しましたが，本人は最近になってパニック障害でクリニックに通院中で，今回もパニック発作だと思うと話したため，搬送を断られたとのことです。それで，本人からの電話を受けた兄が，自宅を訪れると，風呂場でうずくまっている本人を発見したとのことでした。兄も受け入れ先を探しましたが見つからず，こころの医療センターで精神科の救急をやっていると聞いて直接連れてきたというのです。

　100kg近く体重のある肥満の男性でした。診察に来て座ってもらおうとしましたが自分では動けず，自分でパニック発作と言っていただけあって，確かに頻呼吸でしたが，ぐったりした様子で唇はチアノーゼでした。バイタル・サインを確認すると，血圧は収縮期が，自動血圧計では測定できず，撓骨動脈の触知不良，下肢挙上して76/60でした。

　……これはパニック発作ではありません。

　いずれにせよ，身体疾患の除外が必要な状態でした。「この状態でここにきてもなあ……」などと思わずつぶやいてしまったところ，それを兄に聞きとがめられて，兄から叱られてしまいました。「救急車にも断られてどこに連れて行けってんですか！」

　「すぐに探します」と答えました。普通はこういう場合の受

け入れ先は難航するのですが，二次救急の県立中央病院に電話
し，ショック状態と説明したところ，スムーズに受け入れても
らうことができました。当時の当直帯の当院の外来には点滴の
準備すらなく，薬局からボトルを取り，病棟からラインと針を
取り寄せて，一緒に当直していた研修医の先生に静脈確保をし
てもらいながら，電話をかけたことを覚えています。

　その後，経過を聞く機会がありました。内科的検査では，血
糖 500 を超えており，高血糖性ケトアシドーシスの診断で入
院，インスリンを導入されて退院したとのことでした。血圧が
下がった原因はよくわかりませんでしたが，高血糖から，浸透
圧性に多尿になり，偶発的に脱水をきたしたのかもしれませ
ん。

　男性は某公的機関の職員でしたが，新年から職場が独立行政
法人化することになっており，リストラに遭うのではないかと
心配していたそうです。年末から，頻呼吸が頻発するようにな
り，自らネットで調べて，近医の心療内科クリニックを受診，
適応障害の診断で SSRI を処方されたそうです。受診はこの 1
回だけで，次回の予約は 1 月末でした。年末年始も，頻呼吸が
たまに起きていたそうです。その後，今回のこころの医療セン
ター受診につながったとのことでした。

　つまりアシドーシスに対する呼吸性代償として，頻呼吸に
なっていたところを，自己診断でパニック発作と考え，心療内
科クリニックを受診し，たしかにストレスの掛かる状態であっ
たために，適応障害の診断を受けてしまったのです。心療内科
のクリニックでは検査は外注であることが多く，頻呼吸の精査
を目的とした受診でなかったために，採血はされなかったので

しょう。年末年始の宴会が，糖尿の症状を悪化させたようでした。

　この症例から学んだことは，精神疾患が疑われるときには，まず外因を除外するという基本的な姿勢です。

> ● ● ● ● ● ● ● ● ● ● ● ●
> ## MEMO
> ## 病因の分類

　外因性，内因性，心因性とは，精神症状をその予想される原因から分類する方法です。現在主流となっている DSM よりも，古い分類法ですが，考え方としては重要です。もちろん DSM でも考えうる身体疾患は除外されていることが前提です。

外因性

・身体的要因による精神病症状
・症状精神病

内因性

・明らかな外的要因はないが，身体的な基盤の発見が期待されるが未だ明確な病因が不明な精神病
・統合失調症，躁うつ病

心因性

・身体的でないこと，心理的なことが原因で引き起こされる精神症状
・いわゆるヒステリー，神経症

このように，外因性の可能性を考えておくことは，精神症状を初発したときだけでなく，既に精神科診断が付いている患者さんが新たな症状を訴えているときにも重要です。しばしば精神疾患の診断が，身体疾患についての精査をミスリードすることもありうるからです。しかし，精神医学の黎明期ならともかく，広範な身体疾患のすべてを精神科のみで除外するということは現代においては現実的ではないし，患者さんにとっても，専門外の精神科のみで身体疾患を否定されることはリスクを取ることになります。やはり，他診療科との連携が重要と考えられます。

III. 元 CA

　私は田舎の病院で働いていますから，患者さんの職業は，農業とか，工員などが多いのですが，職業が元 CA（キャビン・アテンダント）というだけで，なんだか興奮してしまいます。この症例は，30 代の女性で，元 CA ということで，緊急措置診察のため，警察官・夫らとともに，深夜，当院を初診しました。

　若い頃から，大量服薬やリストカットして救急搬送されることがあったそうです。5 年前に結婚しましたが，ここ 1 年ほどは，「うつ状態」で夫と別居しており，当日夫から離婚話を切りだされたところ，興奮状態となり，自宅のテレビなど家具を引き倒す，夫に投げつけるなどしたため，夫が警察に通報したといいます。臨場した警官に対して，「夫が 5 年前に東南アジアに出張した際に HIV に感染した」「そのために自分も HIV に感染した」「慰謝料を払え」などと訴え興奮が収まらないた

め，精神保健福祉法第23条通報され，緊急措置診察となりました。

　ところで，普段，われわれはどんな格好で診察しているでしょうか。スクラブという，半袖の服を最近の若い先生は好んで着ているようですね。私は，ワイシャツにネクタイをして，長袖の白衣のガウンとズボンを着ます。そして足元は安全靴です。安全靴は，主に大工さんなんかが履く，つま先に芯が入っていて，重いものが落ちてきても怪我をしない靴で，ホームセンターで売っています。それから手袋です。手袋は病院でよく使われる半透明なビニール手袋で，これ自体には防御力はありません。私のこだわりは，暴れそうな患者さんと接するときは，少し大きめの手袋をつけることです。これは鉄道会社の職員が白手袋をしていることをヒントにしました。電車のドアに挟まれたときに，手袋をしていると手を引き抜きやすいそうです。そこで私もジャストサイズのMではなく，Lサイズの手袋をつけたりしています。余談ですが，私は最近防刃ジャケットを自腹で購入しました。高密度ポリエステルフォームの安心感はたまりません。重いですが……。

　話がそれました。さて，この元CAの患者さんの診断としては境界性パーソナリティ障害と考えられました。診察は順調でしたが，入院については，本来は微妙なケースです。見捨てられ不安から夫にしがみついていると考えられ，入院させても夫から離婚が切りだされるたびに同じような反応をするおそれが高いですし，それがそもそも医療の範疇なのかというところは悩ましいところです。入院の判断について時間がかかっていたそのときです。患者さんが間に入っていた警察官越しに夫の髪

の毛をつかんで引き倒そうとしたのです。

　警察官も３人がかりで引き離そうとしますが，がっちり掴んでしまって離せそうにありません。私は，つい油断して手を出してしまいました。ちなみにがっちり掴んでいるときは，手関節を屈曲させると力が緩むので，そのときに親指の対立を回旋して解除し，掴まれているものを肘方向に引くと結構外しやすいという豆知識があります。私はその知識が使えるのではないかと手を伸ばしたのです。もちろん患者さんに対して人手が少ないときには警戒しますが，警察官５名の他に，当院の看護師もいましたので油断したのでしょう。患者さんの手関節を屈曲させたところで，自分の手首の背側に痛みが走りました。手袋と，長袖白衣の隙間で露出した皮膚に噛み付かれたのです。とりあえず，夫の髪の毛何本かを犠牲にして，２人を離し，緊急措置入院が必要という判断をして，診察を終了しました。問題は，患者さんが HIV に感染しているという主張をしていることです。噛み付かれて出血しましたから，感染のおそれがあるかもしれません。すぐに県立中央病院の総合診療科の U 先生の外来を受診させてもらいました。傷を見るなり，U 先生が言いました。

　「なんだよ，アマガミじゃねーか。患者に噛まれたっていうからガッツリ皮膚を持ってかれたかと思ったのに」などとおっしゃいました。

　そうです，傷はほんとにたいしたことがなかったのです。でも甘噛みって……。「CA に甘噛みされた」って，そんなエロい響きのある言葉を当直明けに言われて，脱力しました……。ちなみに私の傷の診断は「人咬傷」です。

その後，通常の針刺しと同様の手順に従って，患者さんの血液検体を感染症の検査に回すなどし，後日の結果では特に感染はありませんでした。患者さんは翌日には落ち着いており，措置不要となり，実家の両親に引き取られて行きました。

この症例で学んだことは，油断したときに事故は起こるということです。あるいは事故が起こったときは何らかの油断があるということです。

Ⅳ. cPAP

公立病院では，他の病院では治療が難しくなった患者さんの転院の要請を受けることがあります。引受先として，急性期の病棟では，他の精神科に入院中の患者さんの転院は引き受けにくい診療報酬になっており，一方で，慢性期の病棟では，特に保護室の空床を作るのは難しいものです。処遇が難しいために転院が必要なケースでは，保護室が必要な場合が多く，また，転院によって治療内容が大きく変わるわけではないので，引き受ける側としては，長期の保護室の占有を覚悟しなければなりません。不利な状況もありますが，われわれの病棟の目標の優先順位で確認すれば，当然のことですが，患者さんのために，転院を引き受けます。

今回は，転院の症例です。患者さんは20代の女性です。Aさんとしましょう。統合失調症の診断で通院中，幻覚・妄想状態で興奮し，前医に入院しました。前医には6回の入退院歴がありました。前医では，保護室の壁を剥がしてしまい，個室に移動されたところ，「部屋の前を通る他患者が部屋をのぞいて

いく」などと興奮を繰り返すため，長期の身体拘束になったとのことで，当院に転院依頼がありました。保護室の補修が終わったら，再転院の条件で，当院にX年7月12日転院となりました。

転院時の診察では，まとまらない様子で質問に対して焦点を合わせた応答ができず，多弁でした。しばしば一方的にまくしたて，同席した母を突然指さして「きちんとしろ」などと，怒鳴りつけることがありました。前医での処方は以下のようでした。

［前医処方］
　アリピプラゾール 18mg
　カルバマゼピン 600mg
　ハロペリドール 4.5mg
　ニトラゼパム 10mg
　クロルプロマジン，フェノバルビタール，プロメタジン合
　　剤（ベゲタミン®A）1錠
　フルニトラゼパム 2mg

肥満体型でしたので，オランザピンなどは使いづらく，アリピプラゾールを主剤としているようでした。

保護室隔離として治療を開始しました。

カルバマゼピンは，代謝酵素のCYP3A4を誘導し，アリピプラゾール（3A4と2D6で代謝）を減弱する可能性を考え，処方の調整としては，カルバマゼピンを中止しました。また，統合失調症の診断ではありますが気分の高揚が疑われ，炭酸リチウムを開始，アリピプラゾールは30mgに増量する方針としました。しかし，興奮や，攻撃性，まとまらない言動などの

症状に大きな変化がなく，鎮静を目的に，クロルプロマジン450mg，ハロペリドール6mgなどを追加し，多剤大量となってしまいましたが，それでも症状改善は得られませんでした。

ここで考えたのが，PAPです。Post Aripiprazole Psychotic symptoms。もちろん正式名称ではありませんが，アリピプラゾールが精神病症状を増悪させているかもしれないと考えました。そこで，X年8月でアリピプラゾールは終了することにし，8月下旬よりECTを導入しました。ECTは効果があり，興奮状態は改善しました。

Aさんの治療に集中していて忘れていたのですが，前医では保護室の改修が終わったら，転院する予定だったはずでした。1ヶ月ほどで，改修は終了する予定でしたので，ケースワーカーを通じて転院の日程などの状況を確認しました。すると，別の患者さんの診療情報提供書が送られてきました。

転院の日程を確認したのに，送られてきたのは別の患者さんの情報です。なぜ？

ケースワーカーによると，保護室の改修は予定通り1ヶ月で終わっており，別の患者さん，Bさんを既に入院させていました。Bさんは，当院で診ているAさんより，さらに具合が悪いので，Bさんと交換でなら，Aさんの転院を引き受けても良い，とのことでした。

逆わらしべ長者状態。

親切に引き受けたつもりがどんどん条件が悪くなっていく。そんな暗い気持ちになりました。

交換を受けるべきか，断るべきか，病棟の目標に沿って検討しました。健康保険を利用すると，診療報酬はどの病院でも同

じ治療に対しては同額です。これは，どの病院でも提供される治療に差がないことが前提になっているからです。受けられる治療に変わりなければ，患者さんの交換は患者さんにとってはメリットがありません。そこで，病棟の治療目標の優先順を勘案して，交換をせずにAさんの治療を着実に行って退院させることを目指すほうが，地域の精神科医療にとって利益になり，また，当院にとってもAさんを軽快退院させて新しい患者さんを取るほうが，有利です。とりあえず，患者さんの交換は断って，Aさんは当院で治療を続けることになりました。

　その後，ECTの効果はあったものの，長続きせず，追加のECTが必要になり，結局当院での入院は長期化し，退院したのは，翌年X+1年2月になりました。退院後は比較的安定して通院を続けています。

　退院時の処方は以下のとおりです。

　［退院時処方］

　　リスペリドン　6mg

　　オランザピン　20mg

　　クロルプロマジン　75mg

　　炭酸リチウム　800mg

　　ニトラゼパム10mg

　　クロルプロマジン，フェノバルビタール，プロメタジン合
　　　剤（ベゲタミン®A）1錠

　この症例から学んだことの一つは，アリピプラゾールは使い方が難しいということです。良くなったときには，かなりスッキリとした状態を維持できるので，とても良いのですが，悪くなってしまうこともしばしばあります。過感受性精神病と考え

れば，そのまま我慢して治療を続けるということもありえますが，長期の保護室占有に対しては，鎮静を優先することになってしまいます。この辺りのバランスをどう取るか，悩ましいものです。

学んだことの2つ目は，地域の病院とどのように連携を取るかということです。茨城県は医療過疎ですから，地域の精神科病院では，十分な人材を確保できておらず，急性期の治療に対するキャパシティが低いということはありえます。ですが，スーパー救急病棟で常に処遇の困難な難治性の患者さんの転院を引き受け続ければ，当院でも急性期治療を担うことができなくなってしまいます。今回の"逆わらしべ長者"状態も，おそらく前医の先生にはまったく悪意はありません。むしろ，Bさんにとっては，必要な入院ができましたから，患者さんのためには良い対応をしているのだと思います。当院の事情だけに偏らず，真に適切な医療を行うということは，時に難しいと感じました。

V．婚約者を訪ねて

20代の男性の症例です。日中から落ち着かない様子で独り言を言い，裸足で家を飛び出してしまい，地域の親戚総出で探して見つかったけれども，やはり様子がおかしい，とのことで，母から救急要請。救急車で来院し，深夜2時20分頃から診察しました。

家族は入院を希望していましたが，本人が興奮して落ち着かず待っていられないとのことで，家族からの情報収集はそこそ

こに，本人の診察に入りました。

　Tシャツに十字架のネックレス，ハーフパンツ。腕時計にブレスレット，ピアスと，ハード・ロックな細身の体型でした。独語を繰り返し，しばしば診察医を指差して顔をしかめるなど，衒奇的で攻撃的な印象でした。質問には，一応応答し，「彼女に会いに行く」などと話をするのですが，まとまらないために聞き取れないことも頻回にありました。幻聴はあると言いましたが，内容については「しらねー」「教えねー」などと挑発的に反応していました。かろうじて確認できた範囲では，"噂される"ことなど被害・関係妄想を認めました。家族に簡単に聞いたところでは，2年ほど前に，パニック状態になり，地元の精神科病院に入院したことがあるといいます。違法薬物の使用などによる逮捕歴や非行歴はないとのことでした。

　違法薬物の使用を否定はできないものの，本人は幻覚妄想状態にあり，自宅を飛び出すなどしているために，外来での治療は困難と考えられました。

　そこで，入院を勧めると，私に対して丸椅子を振り上げて威嚇，興奮するようになりました。私は，とっさに，振り上げられた丸椅子を掴み，そのままねじりとって，椅子を手放させ，両手首を上から掴みました。そのとき救急診察室にいたのは，本人，両親，救急隊員と，当直の女性看護師と私でした。椅子を振り上げて，まさに殴りかかられそうになっていましたが，だれも席を立つこともなく，当直看護師長の要請で病棟から応援の男性看護師がくるまで，そのまま私が押さえ込んでいました。コワかった……。診察室のそばに待機していてくれたので，数分でしたが。

第7章　患者さんに教えてもらったこと　　251

　父の同意を得て医療保護入院することになり，男性看護師に付き添われて，保護室に誘導され，治療開始となりました。まとまらず突発的で暴力的な行動に予測がつかないことから，身体拘束としました。

　家族から聴取した現病歴は以下のようでした。

　胎生期・出産・発育に異常なし。小学校から中学校では中位の成績。高校進学後，バンド活動で活躍した。非行・補導歴は否定。不登校は否定。

　18歳，建設会社で寮生活をしたが，「先輩が厳しい，周りの人が殴られているのがこわい」などと1ヶ月で実家に戻り，1年ほど職を転々としていた。

　X−2年7月家族と行楽に出かけた際，「職場の人がたくさんいて自分を見ている，笑っている」などと訴えた。「会社に行かないと殺される」「義兄がスパイだ」などと"パニック状態"になり，X−2年7月から1ヶ月ほど地元の精神科病院に医療保護入院。退院後，半年ほど通院したが，祖父母が内服に反対して中断した。祖父は祈祷師を呼んだりしていた。自宅に自閉，昼夜逆転の生活をしていた。

　X年6月25日（25歳），あまり食事をせず，朝からへらへら笑うなど変わった様子で，午後に突然，妹の車を運転して外出し，近所の道路の縁石に乗り上げ立ち往生していた。近所の人に送ってもらって帰宅した。X年6月27日（25歳），家から裸足で飛び出し，家族で近所を探し，親戚に連れ帰られるなど，自宅から飛び出すことが続くため，母が救急要請。深夜2時20分こころの医療センターを時間外受診した。〈今回入院〉

そして，先ほどの来院時のような状況になったわけです。

バンド活動など，違法薬物と親和性の高い活動歴はあり，薬剤性の精神病を疑いましたが，薬物簡易尿検査では，陰性でした。統合失調症と診断し，入院後は，点滴維持とし，ハロペリドール 2A/日，経口でオランザピン 10mg/1 ×で抗精神病薬投与を開始しました。次第に会話が可能になりました。

「こころでアクセスしている女の人がいる，会いたい」「結婚することになっている」「これから結婚する女がいて。水戸にいるので」などと幻聴，恋愛妄想を認めました。自宅から飛び出した理由も，婚約者に会うためと説明していました。

興奮は認めなくなり，身体拘束は解除しました。ハロペリドールは終了としオランザピン 20mg と増量しましたが，「彼女はおなかが減ったといっている」「彼女がないがしろにされている」などと言い，幻聴の影響下に落ち着かない様子が見られました。リスペリドンを追加し，オランザピンと置換する方針としたところ，幻聴は次第に消失していきましたが，本人は，「声を消さないで欲しい」などと訴えていました。「声は自分で作りだしてしまったものかもしれない」などと言い，病感は若干うかがえるようになり，X 年 8 月 26 日退院しました。退院時の処方は，リスペリドン 6mg，ビペリデン 4mg，プロメタジン 25mg で，オランザピンを終了して抗精神病薬は単剤化できました。退院後は当院が遠方で通えないとのことで，前医精神科病院外来通院予定としました。

しかし X 年 9 月 13 日，首吊り自殺で発見されました。家族によると，「落ち着いていたため」，前医の受診はまだしていなかったとのことでした。

第7章　患者さんに教えてもらったこと　　　253

　この症例は，病状は良くなったけれども，自殺という結果に
終わり，ほんとうに残念で，まだ若くして亡くなられたことも
あり，家族の心中を想像すると胸が痛みます。

　この症例からは，退院後の自殺について，考えました。

　退院後1年間で生じた自殺再企図のうち39%は1ヶ月以内
に起こるとの報告 16) や，退院後の全自殺の24%は，精神科病
院退院後3ヶ月以内に起こっているという報告 3) があり，退
院後は自殺リスクが高い期間とされています。

　治療としては，リスペリドンでは post psychotic depression
が起こりやすい印象があり，この点も注意が必要です。ただ，
抑うつに効果があると考えられる，オランザピンでは，病的体
験を十分に改善することができなかったため，薬剤の選択は難
しい症例かもしれません。診断としては統合失調症であり，治
療としてはあまり教科書的ではありませんが，もし，抑うつが
顕在化していれば炭酸リチウムなど気分安定薬を併用する方法
が良かったかもしれません。

　また，入院中直接お会いしてはいませんが，患者さんの祖父
は，薬物療法を中断させて祈祷師を呼んでいたことがありまし
たので，治療を続ける上でサポートが得られにくい環境であっ
たかもしれません。サポート状況を考えると，自宅が遠方であ
ることから，地元の病院へ転院して，地域のアウトリーチ，例
えば訪問看護などの導入を図るなどの方法も考えられました。
しかし，精神科急性期病棟には，診療報酬上，患者さんを転院
ではなく自宅に帰すように誘導する規定があり，治療が奏功し
て病状が良くなっている状態では，転院という手段の優先度は
低く，直接自宅に退院させたくなります。所属する医療圏域外

からの医療保護入院患者について，患者さんの地元に転院させる場合には，急性期病棟の要件の例外とするなど，地域間での連携しやすい条件があるといいなと思いました。

MEMO
救急で来院した患者さんを措置入院にできるか？

　この症例では，入院にあたって，暴力がかなり切迫した状況に陥りました。このような状況では，措置入院を取ることが可能でしょうか？　まず措置入院，特に警察官通報と指定医の診察について，法的な定義を確認します。

措置入院について

精神保健および精神障害者福祉に関する法律

第23条
警察官は，職務を執行するにあたり，異常な挙動その他周囲の事情から判断して，精神障害のために自身を傷つけ又は他人に害を及ぼすおそれがあると認められるものを発見した時には，直ちにその旨を最寄りの保健所長を経て都道府県知事に通報しなければならない。

第28条
第27条第1項または第2項の規定により診察をした指定医は，厚生労働省の定める基準に従い，当該診察をしたものが，精神障害者であり，かつ，医療および保護のために入院させなければその精神障害のために自身を傷つけ又は他人に害を及ぼすおそれがあるかどうかの判定を行わなければならない。

23条と28条で，警察官と精神保健指定医が行う判定には若干の違いがあります。

措置入院について

精神保健および精神障害者福祉に関する法律

第23条　警察官の通報の要件

・条件① 精神障害が原因であること
・条件② 自傷・他害のおそれがあること

第28条　指定医の判定

・条件① 精神障害者であること
・条件② 精神障害が原因であること（障害と行為の間に
　何らかの因果関係が想定できること）
・条件③ 自傷・他害のおそれがあること

　法律に明記はされていませんが，警察官に求められているのは，精神医学的な観点から想定される"精神障害"でなく，あくまで一般的な視点からの"精神障害"でありそうか判定することであり，一方で精神保健指定医に求められているのは，精神医学的な"精神障害者"と判定することになります。

　この症例では，精神病症状があることは確かでした。どうして椅子を振り上げたのか，精神病症状が行動にどのように関与していたのかは，疎通が不良であることから確認は難しい状況でしたが，病的体験がなければ椅子を振り上げることはなかったと想定されました。私は精神保健指定医ですから，緊急措置入院の要件は満たしそうです。しかし措置入院には，申請・通報，指定医の診断といった手続きが必要です。警察官は臨場していませんから，通報するとすれば，民

間人による申請（精神保健福祉法第22条）になります。ただし茨城県のシステム上は，休日・夜間はこの申請を受けていません。民間人による措置診察の申請では，被通報者との間での利害関係などがある場合には，人権上問題が生じる可能性があるからです。また，措置入院の目的が，自傷・他害のおそれのある患者さんを放置しておくことが，患者さん本人の医療・保護の見地から望ましくない[57]ことにありますので，医療保護入院が即可能な状態では，措置権発動を留保することがありえます。警察官に臨場してもらい，23条通報となった場合であっても，措置診察にならない可能性もあるのです。しかしもし，措置入院になった場合には，診療報酬上の急性期病棟の要件に反することなく，転院が可能です。精神科急性期加算の要件に，医療保護入院では，新規入院患者さんの6割は，自宅などに退院させる規定がありますが，措置入院はこの規定に組み入れられないからです。この症例では，転院まで想定すれば，措置入院も良かったかもしれませんが，現に切迫した状況で手続きを取る時間はなく，外来など入院以外の治療状況で患者さんの行動を制限する規定がないことからも，すみやかに医療保護入院とする以外には方法がなかったかと思います。

　この症例は，病的体験など精神病症状は改善したものの，自殺に終わってしまい大変残念な結果でした。残念な結果ではありましたが，うまくいかなかったときほど考えさせられることが多く，次に生かしたいと思います。最後に患者さんのご冥福をお祈りします。

VI. かき氷機で父を負傷させた！

　6月のある晩の23条通報です。「かき氷器で父の頭を負傷させた，30代の女性の様子がおかしいので措置診察をお願いしたい」とのことです。私は，かき氷器の氷を掻くカンナと，ハンドルに連結して氷を固定するスパイクの間に，父の頭を突っ込んでハンドルを回した状態を想像しました。かなりのスプラッタです……。実際は家庭用の氷削り器で父の頭を殴りつけただけでした。それでも，まあ，それなりですけれど，この商売をやっていると，こちらの想像を超えることが往々にして起こるので，つい想像力をたくましくしてしまいます。

　この患者さんの病歴です。30代の女性です。中学を卒業後，高校に進学しましたが，交際相手と同棲，妊娠のため中退しています。17歳頃，精神科の病院にかかり，「幻覚が出た」「誰かが見ている」「襲われる」「付き合っていた男性に変なものを飲まされた」などと訴えるようになり，A病院を受診，半年ほど入院したといいます。このとき違法薬物を使用していたと本人は訴えていましたが，明らかな証拠はなかったようです。退院後，A病院と折り合いが悪くなったといい，B病院に通院，B病院にも半年ほど入院しました。退院後はCクリニックに転医し，統合失調症の診断で，障害年金を受給するようになりました。実家で両親と生活し，高校に行きたいと，定時制高校に通うなどして過ごしていました。

　X年6月26日初診前日は，高校でテストがあり，朝に家を出ました。帰宅後から落ち着かない様子で，「宗教関係の御札

がない」などといって，家中を探しまわり，押入れの中のものをすべてひっくり返して放り出すような状態になりました。目的のものが見つからないことに腹を立て，押し入れの奥から放り出したために手近にあった氷削り器で父の頭を殴りつけたそうです。家族，近隣の住民が警察に通報しました。警察が臨場した際には「殺される，殺される」「あごが痛い，痛い」などと叫び，悲鳴を上げ，壁を蹴る殴るなどし，警察や家族の呼びかけにも応じませんでした。このため，23条通報され，X年6月27日午前4時，こころの医療センターを初診しました。

　診察前に，両親に話を聞いたところでは，統合失調症で通院しており，定時制高校には，以前も通ったけれどもやめてしまい，もう一度去年から入り直した，頑張って行っているようだったといいます。薬物については，17歳で高校を中退する頃，病院での診察のときに本人は言っていたが，証拠もなく，その後も使っている様子はないといいます。現在は両親と3人暮らしで，年金は全額本人が小遣いとしていて，何に使っているかはわからず，その他にタバコ代などを両親にせびることがあったようでした。

　さて，本人の診察です。警察官3名に伴われて外来に入室しました。肩が紐になっているワンピースで，ビーチサンダルをつっかけていました。診察時には激しい興奮は見られませんでしたが，話のまとまりは悪く要領を得ない回答も多く，思考障害が認められました。「母親が自分になりすまして子どもを盗ろうとしている」「父には殴られた」などと言い，被害妄想を認めましたが，幻聴については，はっきりしませんでした。希死念慮についても，確認できませんでした。

第7章　患者さんに教えてもらったこと　　259

　さて，この時点で疑問になるのが，薬物の使用歴です。同席した両親は，次のように答えていました。

　（障害年金の管理はだれがしていますか）
　「本人です」
　（主に何に使っていますか，貯金はしていますか）
　「わからないですけれど，そんなに無駄遣いはしていないと思います」
　（以前薬物の使用歴があるとのことですが，最近は使っているようですか）
　「高校頃交際相手が使っていて，本人も使ったようなことを言っていたことがあります。最近は，家にいることが多いので，使っていることはないと思います」

　特に年金の使い道が怪しいと感じました。
　本人に薬物について質問するとき，警察の前では特に，違法薬物のことは言いにくいですし，使用歴を聞けば普通は隠蔽すると思います。そこで，聞きにくいことを聞くテクニックを使うことになります。この場合は，ドア・イン・ザ・フェイス・テクニックを使うことにしました。といっても，あまりに行き過ぎた質問をすると，不要な怒りを招く恐れがありますので，さじ加減が難しいところもあります。薬物使用歴について聞く質問を，思いつくまま挙げてみます。
　・危険ドラッグや覚醒剤，大麻など，違法な薬物を使ったことがありますか
　・違法な薬物を最後に使ったのはいつですか

・最近は，いつ薬物を使いましたか

・今日は，どのくらい薬物を使いましたか

・いつもどのくらい薬物を使いますか

　以上の質問を上から順に聞いていけば，フット・イン・ザ・ドア・テクニックになると思います。途中から始めれば，徐々に，ドア・イン・ザ・フェイス・テクニックに近づくかなと思います。

　この症例では，やや弱気ですが，3番目，「最近は，いつ薬物を使いましたか」から始めました。以下のような感じです。

　（最近はいつ薬物を使いましたか）

　「……半年前。去年の10月にサトウに3回覚醒剤を打たれた」

　「去年の今頃は別の男に寝ている間に打たれた」

　（ここ1週間はどうですか）

　「使ってない」

　結果として，本人は薬物使用歴を否定しましたが，少なくとも，10代以降使っていないという家族の認識は疑わしいかもしれません。患者さんによっては，知らない間に覚醒剤を打たれたと，病的体験を妄想的に解釈している場合もありますので，事実確認は必要です。薬物使用歴については，トライエージ®を行ってみなければなりませんが，尿はすぐに出せないと本人は言い，今のところは処遇を決めなければなりません。被害妄想など病的体験から，興奮して家族に対して暴力を振るっており，病識に乏しいこと，内省も認められないことから，精神病症状による他害のおそれは高いと判断され，緊急措置入院としました。

第7章　患者さんに教えてもらったこと　　261

入院の決定の後，県職員から，告知文を読み上げられました。そして病棟の看護職員とともに，これから病棟へ移動，というまさにそのときです。患者さんはサッと立ち上がり，ワンピースの胸元を下に下げ，下着を露出しました。

真っ赤なブラジャーです。

そして，ブラジャーのパットを入れるポケットから，白い粉末の入ったビニールの小袋を2つ取り出し，診察机の上に放りました。そして一言，

「シャブ」

「某うどん店で2つを6万円で買った」

本人が出してくれなければ，もしかしたら覚醒剤が病棟に持ち込まれていたかもしれません。女性のブラジャーは，色んな意味で，嘘つきだなーと実感しました。このケースは，"ブラシャブ事件"と名付けられ，私の中に深く刻まれることになりました。真紅のブラはある意味トラウマです。

その後，診察に同伴した女性警官が証拠採用の手続きを了解していたため，警察の立ち会いのもと，尿を採取し，証拠として提出することになりました。付き添いでやって来たのが，生活安全課の警察官の場合には，証拠採取の手順について詳しくないこともありますが，このケースでは運が良かったです。被疑者などが女性の場合，一人は婦警さんが付き添うようになっているみたいですが，女性警官は数が少ないので結構偉い人が付いたようでした。

やれやれと思って仮眠しようかと思ったのも束の間，午前8時に刑事2課の刑事がやってきました。彼は，鑑識官とともに再度，任意下での証拠の採取を要望しました。刑事とともに本

人を説得して，尿の採取を試みたところ，30分かけてなんとか採尿できました。しかし。その後の刑事の問いかけに対して，本人は曖昧な返答をしました。刑事は即座に，「本人の任意性に問題ある」とし，その場で尿はトイレに捨てられてしまいました。

ほぼ徹夜明けから，30分かけて採られた証拠がトイレに流れていった……。

ブラシャブ事件。おそるべし。

入院後のトライエージ® で AMP（アンフェタミン）＋以外は検査所見に異常を認めませんでした。退院後，病棟を出たところで，警察が任意同行を求め，その後逮捕。裁判で，執行猶予3年の判決を受けたということでした。

MEMO
入院前の治療における強制力について

さて，例えば，措置入院になる前に，尿検査をしていれば良かったのではないか？ということが思い浮かびます。以前別の件で刑事さんに話を聞いたところでは，警察では，たとえ以前違法薬物の使用によって前科があったとしても，それだけでは採尿ができないと言っていました。採尿に踏み切るとしたら，注射痕がたくさんあるとか，注射器を持っているとかそのくらいの客観的な証拠が必要だそうです。では，入院前に，医療行為としての採尿が成立するでしょうか。この場合も本人の任意での協力が必要と考えます。本人の協力がない場合の身体の拘束を伴う精神科医療については，精神保健福祉法に規定があります。この規定は，精神科入院中に適

応されますが，入院前，外来診療については身体の拘束についての規定はありません。ですから，暴れたり，疎通の困難であったりする患者さんに対して，入院の決定の前に身体を拘束して採尿することは，後に違法行為に問われる可能性がありえます。もちろん，違法薬物が使用されているかどうかということは，診断・治療のために重要ですから，救急の場合などに採尿することは，医師の裁量の範疇にあると思われます。ですから，"違法行為に問われる可能性があること"が，即，"裁判で負けること"ではありません。しかし，精神科外来での身体拘束を伴う医療には，法的な根拠はないということに注意は必要であるということです。

　ついでに，身体拘束における精神科医療と身体科医療の違いについて少し述べます。身体科医療では，患者さんの身体拘束について法的な手続きは必要とされません。医師の裁量の範疇にあると考えられているからです。外部からの視点でいえば，身体科の場合は，症状の改善について定量的なデータがあるので，漫然とした身体拘束がある場合に，それを客観的にチェックすることは比較的容易であり，そのために医師の裁量が認められていると言えます。逆に，精神科医療では，診断や病状の改善の根拠に定量的なデータを用いることができないために，医療行為の必要性について，どうしても担当医の主観に頼る比率が大きくなります。場合によっては身体拘束が漫然と続けられる可能性が比較的高いと考えられるのです。言い換えれば，精神科では身体拘束に関しては医師の裁量に制限が加わっているのです。精神保健福祉法によって身体拘束が許されるようになっているわけではないのです。ある意味で，精神医療は身体科医療に比べて，社会的信用が一段低いとも言えます。

　採尿ができたとして，警察への通報や証拠の提出について，医師の守秘義務との関連についてはどうでしょうか。こちらは，最高裁判例で，「医師は患者に対する治療の目的

で，被告人〔＝患者〕から尿を採取し，採取した尿について薬物検査を行ったものであって，医療上の必要があったと認められるから，たとえ同医師がこれにつき被告人から承諾を得ていたと認められないとしても，同医師のした上記行為は，医療行為として違法であるとはいえない。また，医師が，必要な治療又は検査の過程で採取した患者の尿から違法な薬物の成分を検出した場合に，これを捜査機関に通報することは，正当行為として許容されるものであって，医師の守秘義務に違反しない」と認めています[23, 54]。余談ですが麻薬の場合には，医師は，受診した患者が麻薬使用者であることが判明した場合には，麻薬及び向精神薬取締法により，都道府県知事（実際には，都道府県の担当部署）に届け出ることが求められています（第58条の2）。ただし通報する場合には，事前に，家族や本人に対し，違法薬物が検出されていること，通報することをあらかじめ伝えておいたほうが，後の医療につなげるために重要と思います。"解毒目的の入院"の項に書きましたが，依存症について自発的な治療意欲のある患者さんについては通報しません。

　提出した検体が，証拠として採用されるためには，繊細な手続きが必要です。採尿の際に，採尿しているところ，検体を容器に入れているところなどを，指さし確認し，その場面を鑑識の人が写真に撮ったりします。思わずピースしたくなってしまいますが，不謹慎なので，真面目な顔で撮られなければなりません。また検体の容器を封印する際に，拇印を押したりします。このような手続きには，都道府県によって違いがあるかもしれません。

　措置入院となった場合に，司法的な手続きをやめてしまうケースも過去には経験しました。もちろん，事件として検察に送致（送検）するかどうか，検察官が立件するかどうかはそれぞれの職責によりますが，警察官の中には，措置入院になったので，司法的な手続きが取れないと考えている方もい

らっしゃいます。これについては，精神保健福祉法第43条に，「精神障害者又はその疑いのある者について，刑事事件若しくは少年の保護事件の処理に関する法令の規定による手続を行ない，又は刑若しくは補導処分若しくは保護処分の執行のためこれらの者を矯正施設に収容することを妨げるものではない」とありますので，今回のケースのように退院後に警察に来てもらうことも可能です。取り調べや裁判など司法の判断を受けることが治療意欲を引き出すことにつながることもありますので，必要があれば，警察官と話しあう労を惜しまないようにしましょう。医療関係で閉じず，司法など社会的な領域と関わることは，精神科医療に従事する醍醐味の一つかもしれません。

Ⅶ. プライスレスな人生

やはり当直帯での措置診察の症例です。80代の女性が，留置所内で壁や机に頭をぶつけて号泣して興奮が続くとのことで，措置通報がありました。「自宅で夫の時計が盗まれた。警察は犯人を捕まえてくれない」などと言って，路上で興奮しているところを保護され，所持品から三徳包丁，果物ナイフなど刃物3本が見つかったという情報です。

これだけを聞いて，ピンときました。高齢者ですし，認知症に由来する物取られ妄想だろうと。急性～亜急性の発症であれば，脳血管性認知症を疑わなければいけませんから，夜間の措置入院では，身体疾患の除外に不安が残ります。ただ，留置所で暴れるくらい身体的には元気そうであることと，刃物3本を所持していたなどリスクが高いことなどからは，身体科受診よ

り精神科を優先しなければいけないかもしれません。そんなことを考えながら待っていると，午後11時，夫，警察官とともに患者さんが来院しました。

まずは夫から話を聞くこととしました。夫はいきなり怒っていました。

「ウチのは，頭がおかしくなんかない」「腰が悪くて，長時間診察やら取り調べを受けさせられて可哀想だ」などと言います。ひどく不機嫌でした。それでも病歴を聞くと，本人が30歳の頃に結婚したこと，子どもが2人いるが独立していることなど話を聞きました。夫によると，「腰は悪くて不自由はしているが，認知症の症状は一切なく，長時間の作業は無理だが，料理や掃除などはやっている」と言います。夫は土木作業員でしたが，10年前に定年になり，世帯は年金で何とかやっているということでした。もっとも重要なことですが，実際に半年前に夫の腕時計がなくなり，警察にも届けたというのです。本人の診断は難しくなりました。とりあえず，本人の診察をすることとしたところ，夫は声を荒げて，「おれが言っているんだからこれ以上何を聞くんだ」「いいかげんにしろ，連れて帰る」「ウチのは普段通りで，変わったことはない，精神病でもない」などと言いました。私は，「普段から包丁3本を持ち歩いているんですか？」「普段やらないことをやっているということだとしたら，心配です」「警察もこれだけ動く騒ぎになっていますから，申し訳ありませんが診察をしないわけにはいきません」などと説明しました。夫は，不機嫌ながらもしぶしぶ，本人の診察を許可してくれました。

本人の診察です。小柄な高齢女性で，亀背が目立ちました。

第7章　患者さんに教えてもらったこと

服装は黒のカットソーで，髪の毛は茶色に染めており，根元は白髪が見えていました。総じて清潔で整容は整っていました。入室時に流涙はしていませんでしたが，診察が進むにつれて泣きながら話しました。「夫が大事にしていたロレックスを盗まれてしまった」「警察に届けても何の進展もなかった」「自宅近くで盗んだ犯人を見つけたので，慌てて包丁を持って飛び出した」「犯人を捕まえられないなら，死んで夫にお詫びする」などと言いました。犯人の姿ははっきり見たといいます。幻視とすれば，レビー小体型認知症も疑わなければいけません。

　しかし，妙にはっきりと話すのです。なだめながら詳細を語ってもらいました。

　「半年前の10月に，夫が近所の集まりに出ている間に，40代の近所で顔を見かけたことがあるくらいの男が自宅にやってきた。名前は知らないが，近所に住んでいるということは知っているくらいの顔見知り。茶の間で話しているうちに，心を許してしまったのか，ウチはこんなボロ屋に住んで，2人でつましく生活しているが，こんないいものがあったりするんですよと言って，男に自慢してしまった。夫が定年したときに，25万円で買ったロレックスの時計。部屋の引き出しから出して，見せて，それからまた確かに引き出しにしまった。ちょっと，用を足しに，席を外して，部屋に戻ると男は，じゃあ，このへんでと言って帰った。あれ，何かおかしいなと思って，チョットしてからピンときて，引き出しを改めると，ロレックスがなくなっていた。ああやられたと思ったけれど，後の祭り，玄関を出ても男はもう見る影もなかった。家中探したけれど見つからず，夫が帰宅してから泣く泣く訳を話して，2人で時計を

探したけれど見つからなかった。警察にはもちろん届けた。毎日交番に通って，どうなってますか何かわかりましたかと聞いたけれども，何も教えてくれなかった。近くに住んでいる男が犯人だから，と言っても何もしてくれた様子がない。そうしている間に半年が経って今日になった。そしたら，あのにっくき男が，通りの先の角を通って行くのが見えた。それで追いかけようと思ったけれども，こんなばあちゃんが一人で行っても，返り討ちに遭うだけだと思って，包丁をかばんに突っ込んで，それから追いかけた。見つからなかったので交番に駆け込んだけれども，おまわりさんは，顔見知りだから，ちょっと見てくるよと言ってパトロールに出たけれども，やっぱり見つからなかった。それで泣いてしまって，ここじゃなんだからといって，警察署に行くことになった。それでもやっぱり見つからず，盗まれてからもう時間も経っているし，見つからないかもしれない。それなら死ぬしかないと思った」

　このような顛末を，泣きながらではありますが，はっきりと語りました。時，場所，人の見当識障害は保たれていました。長谷川式（HDS-R）も取りましたが，曜日の間違いで1点，病院の名称がわからず1点，遅延再生で1点それぞれ減点がありましたが，合計は27点で，21点以上は保たれ認知機能の障害はそれほどでもありません。認知機能が良かったとしても，死にたいと言って興奮しているのであれば，入院の適応にはなるかもしれません。

　私は，抑うつ状態の診断での入院を念頭に置きながら，生活歴を確認することにしました。患者さんは語ります。

　「山陰地方の生まれ。弟が1人いる。父はもともと化学工場

に勤めていた。尋常小学校を出て，女学校に入った頃に戦争になり，学徒動員で，戦争中は工場で働いた。爆撃機の燃料タンクを磨く仕事をしていた。戦争が終わって，女学校も出たけれど，仕事はなかった。和裁と洋裁を教えてもらいながら内職をしていた。24歳で見合い結婚した。この男が働かない。子どもでもできれば働くかなと思ったが，やっぱり働かず，酒を飲んで暴れた。子どもは2人できたが，ついに子どもに手を挙げることがあって，家を出た。あの時代だから，実家も裕福ではなくて，子ども2人を抱えて水商売をしていた。30歳頃店のお客として知り合ったのが今の夫。夫が面倒を見てくれるようになって正式に離婚した。夫は，無口な働き者で，血の繋がらない子どもたちにもそれはそれは優しくしてくれた。子どもは授からなかったし，それほど裕福ではなかったけれども，ほんとうにいい人と巡り会えたと思う。その夫は，いままでは何一つ贅沢はしなかったけれども，60歳で仕事を辞めるときに，コレがほしいんだ，と初めて言ってきた。それが，あのロレックス。普段は身につけずに引き出しにしまってあって，法事だとか，何か特別なときにつけて出て行く。そんなふうに大切にしていた時計。私のせいでなくしてしまったから，もうなんと言ってお詫びしてもしょうがない。いっそ死んでしまったほうがいい」

　診察当時，『永遠の0』という映画が公開されていました。病院と縁があり，当院でもロケがされていたので，私も原作を読んだりしていました。ちょっと映画のネタバレになりますが，再婚した妻の連れ子を我が子として愛するという状況が，映画と重なり，いたく感動してしまったのです。以下（　）は

私のセリフです。

　（やっぱり死なないほうがいいと思いますよ）
　「いや死んでお詫びするしかない」
　（これだけ，頑張って生きてきて，良い伴侶にも恵まれて，最後がしょうもない男の盗みのせいで死ぬなんて，もったいないと私は思います。死んでもロレックスは返ってきませんし）
　（ところで，Ａさん，今死ななかったとして，どのくらい生きられそうですか？　10年？　20年？）
　「いやそんなに長くはないでしょう。あと5年も生きたらいいほうで，いつ死んでもいいと思っています。だから自殺したってそうたいしたことではないんです」
　（たしかにあと寿命は，1年とか2年かもしれない。でもそんなに大切にしているご主人を残して，亡くなったら，とても悲しい思いをさせるかもしれない）
　（ご主人だって高齢だから，同じようにあと10年は厳しいかもしれない。でも今日死んじゃったら，Ａさん，とても悲しいでしょう）
　（今日，25万円のために死ぬっていうのも，たしかに選択肢としてはあるかもしれない。でもあと1年か2年か，5年か10年かわからないけれども，2人で仲良く過ごす人生のほうが，プライスレス）

　もうクレジットカードのCMかっていうくらい，ドヤ顔で言いました。実際にはプライスレスとは言ってませんけれども。そんなようなことを言いました。

やはり感情が乗っているときの言葉って，届くのです。患者さんは，泣きながら笑顔を作って，「夫のためには自殺しないほうがいいですよね」って言ってくれたのです。

診察が終わりかけたとき，午前3時になっていました。入院そのものは迷いました。診察の最終段階では措置要件は満たしそうにないと判断できました。

（もう遅くなっているし，病院に泊まっていきますか）

「去年近所に入院したんですが，背中がこんなだから（亀背），ベッドが合わなくて，消灯したら，病院を抜けて家に帰って寝て，5時頃病院に戻っていたんです。看護師さんも気が付かないくらいでした。でもそのくらい，病院のベッドは合わないんです。だから今日は帰ります。もう自殺したいということはないです。先生遅くまで，ありがとう」

こんなことを言われたら，もう，入院させるわけには，いきませんでした。もちろん夫も帰宅を望んでいました。最終的には，措置不要，医療不要で帰宅としました。夫は診察終了後も，無口でしたが，出口で振り返って，一礼して，患者さんを支えるようにして帰宅しました。

この症例は，措置通報の一報で想定した認知症の診断はまったくはまらず，強いて診断をつけるなら，適応障害というところになるでしょうか。特に措置入院に関しては，入院させるよりも，帰宅させることに大きなプレッシャーが掛かります。それなりに危険なことをして，通報され来院されていますので。前情報を元にある程度想定しておくことも大事ですが，先入観にとらわれず，HDS-Rも含めた，丁寧な診察，特に病歴の聴取をしっかりできたことで，自分なりには納得のいく判断がで

きました。何よりも素敵なご夫婦で，良い話を聞かせてもらえて，感動し，また勉強になった症例でした。

おわりに

　最後までお読みいただいてありがとうございました。

　この本は，私が主に精神科の救急をしながら得た経験について書きました。今は，救急病棟から離れてしまいましたので，あまり，偉そうなことは言えないかもしれません。読んでいただいたのが若手の先生であれば，役に立つ知識を得られたのではないかなと思います。

　常々思いますのは，知識と経験のバランスをいかに取るか，ということです。経験が足りないときは，文献やガイドラインの情報を振りかざして治療したり，逆に振り回されてしまったりすることがあります。一方で経験が蓄積されてくると，文献の内容について，猜疑的になったり，特に製薬企業の絡む研究から得られる知識について，バイアスに基づいた過度な批判をしたりしてしまうかもしれません。経験で日々の業務は何とかこなせてしまうために，自ら文献を紐解く手間を惜しむこともあるかもしれません。いつでも良いバランスで診療を続けていきたいと思っています。

　先日，9年ほど勤めた茨城県立こころの医療センターを退職しました。その送別会で，古株のPSWの職員から，「救急やり始めて最初の診察のとき，ずいぶん怖い先生だなと思いました」と言われました。若気の至りというのでしょうか，いいわけですけれども，技術が未熟なために，つい防衛的な態度になってしまったのでしょう。救急病棟の担当をしている間に

は，あまりに勉強不足で，経験不足で，数々の失敗をしたなと思います。未熟なために，患者さんや家族を傷つけるような問診になったことも多々あったと思います。この場を借りて，患者さんには謝罪と感謝を述べたいと思います。ありがとうございました。

　もちろん，このような業務の遂行には，看護職員，PSW，事務方など多くの仲間の協力が不可欠です。また，精神科が福祉や司法など医療以外の分野に多くの接点を持つ性質から，警察や福祉事務所，学校の先生など多くの方と協同して治療にあたってきました。だいぶ対立的になることもあったと思いますが（笑），何とかやり遂げてこられたのも，諸関係者の方々の協力のおかげです。大変お世話になり，ありがとうございました。

　最後に，仕事から生活まで，あらゆることを支えてくれた妻，透子に感謝を述べたいと思います。たくさん心配をかけました。ありがとう。これからもよろしく。

2016 年 12 月

白鳥裕貴

参考文献

1) 阿部輝夫，分島 徹，飯田 真 ほか：単極性うつ病の神経症化4症例の症例分析から．精神神経学雑誌，83; 357-371, 1981.

2) Alec L. Miller, Jill H. Ruthus, Linehan, Marsha M. (高橋祥友訳)：弁証法的行動療法 思春期患者のための自殺予防マニュアル，p.65. 金剛出版，東京，2008.

3) Appleby, L., Shaw, J., Amos, T. et al.: Suicide within 12 months of contact with mental health services: national clinical survey. BMJ, 318; 1235-1239, 1999.

4) 新井 誠，宮下光博，市川智恵 ほか：カルボニルストレス性統合失調症：新たな病態仮説と将来の治療法の展望．精神神経学雑誌，114; 199-208, 2012.

5) 荒木飛呂彦：ジョジョの奇妙な冒険．34; 146, 集英社，東京，1993.

6) 荒木飛呂彦：ジョジョの奇妙な冒険．44; 59, 集英社，東京，1995.

7) 飛鳥井 望，西山 詮，三宅由子：精神科救急受診者の類型別特徴ならびに望まれる救急システムのあり方について．総合病院精神医学，6; 119-127, 1994.

8) Berk, M., Gama, C. S., Sundram, S. et al.: Mirtazapine add-on therapy in the treatment of schizophrenia with atypical antipsychotics: a double-blind, randomised, placebo-controlled clinical trial. Hum Psychopharmacol, 24; 233-238, 2009.

9) 千葉 潜：総合病院精神科の役割機能とその充実・整備の重要性について．http://www.mhlw.go.jp/file/05-Shingikai-10801000-Iseikyoku-Soumuka/0000023226.pdf. access 2016/10/16.

10) Cipriani, A., Furukawa, T.A., Salanti, G. et al.: Comparative efficacy and acceptability of 12 new-generation antidepressants: a multiple-treatments meta-analysis. Lancet, 373; 746-758, 2009.

11) Clouse, Rovert: Enter the Doragon. Warner Bros. Entertainment, Inc, 1973.

12) デビット D バーンズ（野村総一郎，夏苅郁子訳）：いやな気分よさようなら．星和書店，東京，2004.

13) Drucker Peter F（上田惇生訳）：マネジメント エッセンシャル版．ダイヤモンド社，東京，2001.

14) 藤井康男：ゼプリオン投与中の死亡例から，我々はなにを学ぶべきか？

臨床精神薬理，17; 1395-1418, 2014.

15) Geddes J. R., Goodwin G. M., Rendell J. et al.: Lithium plus valproate combination therapy versus monotherapy for relapse prevention in bipolar I disorder (BALANCE) : a randomised open-label trial. Lancet, 375; 385-395, 2010.

16) Goldacre M., Seagroatt V., Hawton K.: Suicide after discharge from psychiatric inpatient care. Lancet, 342; 283-286, 1993.

17) 権左武志：ヘーゲルとその時代．岩波書店，東京，2013.

18) Grunze H., Vieta E., Goodwin, G. M. et al.: The World Federation of Societies of Biological Psychiatry (WFSBP) guidelines for the biological treatment of bipolar disorders: update 2009 on the treatment of acute mania. The world journal of biological psychiatry : the official journal of the World Federation of Societies of Biological Psychiatry, 10; 85-116, 2009.

19) 濱村貴史，原田俊樹，児玉匡史：どうして aripiprazole 上乗せにより精神症状が増悪することがあるのか？　脱分極性遮断（depolarization block）を中心に．臨床精神薬理，11; 1149-1157, 2008.

20) Hatta K., Kishi Y., Wada K. et al.: Preventive effects of ramelteon on delirium: a randomized placebo-controlled trial. JAMA Psychiatry, 71; 397-403, 2014.

21) 林 直樹：【精神障害の長期予後】境界性パーソナリティ障害の長期予後．臨床精神医学，43; 1457-1463, 2014.

22) Hussar, A.E.: Effect of tranquilizers on medical morbidity and mortality in mental hospital. JAMA, 179; 682-686, 1962.

23) 一家綱邦：【相談 16】患者が覚せい剤の使用者である場合，警察に届け出てもよいでしょうか．医療と法ネットワーク．http://www.kclc.or.jp/medical-legal/public/files/TC/member_chie16_ikka.pdf. access 2016/10/16

24) 井上裕之，村岡英雄，松下幸生ほか：向精神薬で生じる口渇に対する白虎加人参湯の臨床的検討．新薬と臨牀，42; 1511-1518, 1993.

25) 治徳大介，堀 彰，平澤俊之ほか：有効で安全な急速鎮静法の検討．精神医学，47; 877-883, 2005.

26) Joffe, G., Terevnikov, V., Joffe, M. et al.: Add-on mirtazapine enhances antipsychotic effect of first generation antipsychotics in schizophrenia: a double-blind, randomized, placebo-controlled trial. Schizophr Res, 108; 245-251, 2009.

27) Judd, L.L., Akiskal, H.S., Schettler, P.J. et al.: A prospective investigation of the natural history of the long-term weekly symptomatic status of bipolar II disorder. Arch Gen Psychiatry, 60;

261-269, 2003.

28) Judd, L.L., Akiskal, H.S., Schettler, P.J. et al.: The long-term natural history of the weekly symptomatic status of bipolar I disorder. Arch Gen Psychiatry, 59; 530-537, 2002.

29) 上村 宏，渡部多聞，宮本宣博：向精神薬の副作用としての口渇，多飲および浮腫に対する柴苓湯の臨床評価．臨床精神医学，19（5）；697-704, 1990.

30) 神庭重信，加藤忠文，寺尾 岳 ほか：日本うつ病学会治療ガイドライン I．双極性障害．http://www.secretariat.ne.jp/jsmd/mood_disorder/img/120331.pdf. access 2016/10/15.

31) 笠原 嘉：うつ病の精神療法．成田善弘編著：精神療法の実際．新興医学出版社，東京，1989.

32) 木田 元：反哲学入門．新潮社，東京，2010.

33) 木村真人，鈴木博子，中村秀一：向精神薬投与による口渇に対する柴苓湯エキス細粒の効果の検討．精神科治療学，11（5）；499-505, 1996.

34) 北中淳子：うつの医療人類学．日本評論社，東京，2014.

35) 厚生労働省：医療計画における救急医療体制．http://www.mhlw.go.jp/shingi/2009/09/dl/s0911-4c_0007.pdf. access 2016/10/16.

36) 厚生労働省：3 退院患者の平均在院日数等．http://www.mhlw.go.jp/toukei/saikin/hw/kanja/11/dl/03.pdf. access 2016/10/15.

37) Lieberman, J.A., Stroup, T.S., McEvoy, J.P. et al.: Effectiveness of antipsychotic drugs in patients with chronic schizophrenia. N Engl J Med, 353; 1209-1223, 2005.

38) ジェームズ F マスターソン（富山幸佑，尾崎 新訳）：自己愛と境界例．星和書店，東京，1990.

39) Menza M.A., Murray G.B., Holmes V.F. et al.: Decreased extrapyramidal symptoms with intravenous haloperidol. J Clin Psychiatry, 48; 278-280, 1987.

40) 三浦宗克：抗精神病薬の神話と真実．精神看護, 12; 96-104, 2009.

41) 宮本 茂：スーパーマリオブラザーズ（ファミコンソフト）．任天堂，京都，1985.

42) 宮田敬一：ブリーフセラピー入門．金剛出版，東京，1994.

43) 村上 龍：コインロッカー・ベイビーズ．講談社，東京，1980.

44) 中井俊己：マザー・テレサ 愛の花束．PHP 研究所，東京，2007.

45) 中安信夫：初期分裂病．星和書店，東京，1990.

46) 成瀬暢也：精神作用物質使用障害の今日的状況 精神作用物質使用障害の入院治療 「薬物渇望期」の対応法を中心に．精神神経学雑誌，112; 665-671, 2010.

47) 西部 邁：異論反論．毎日新聞，2012 年 7 月 31 日版．

48) ノバルティスファーマ株式会社：クロザリル錠　医療関係者の皆様　無顆粒球症，好中球減少症，白血球減少症. http://www.clozaril.jp/m_rinsyo/importance/index_2.html. access 2015/5/24.

49) Ohgami H., Terao T., Shiotsuki I., et al.: Litum level in drinking water and risk of suicide. British Journal of Psychiatry, 194; 464-465, 2009.

50) 奥平智之，矢久保修司，木下優子 ほか：低 Na 血症を伴った病的多飲に対して柴苓湯が有効であった統合失調症の一例. 日本東洋医学雑誌, 59（別冊）; 164, 2008

51) 大熊輝雄：現代臨床精神医学. 金原出版, 東京, 2008.

52) Olfson M., Marcus S.C., Bridge J.A.: Focusing suicide prevention on periods of high risk. JAMA, 311; 1107-1108, 2014.

53) 大野 裕：こころが晴れるノート―うつと不安の認知療法自習帳. 創元社, 東京, 2003.

54) 最高裁判所：平成 17（あ）202　覚せい剤取締法違反被告事件 http://www.courts.go.jp/app/hanrei_jp/detail2?id=50093. access 2016/4/23.

55) 桜井 武：【睡眠・リズム障害の分子機構】オレキシンの生理機能　睡眠・覚醒ステージの安定化機構. 脳 21, 11; 405-412, 2008.

56) Sarfati Y., Bouchaud B., Hardy-Bayle M.C.: Cathartic effect of suicide attempts not limited to depression: a short-term prospective study after deliberate self-poisoning. Crisis, 24; 73-78, 2003.

57) 精神保健福祉研修会編：精神保健福祉法詳解. 中央法規出版, 東京, 2002.

58) Selle V., Schalkwijk S., Vazquez G.H. et al.: Treatments for acute bipolar depression: meta-analyses of placebo-controlled, monotherapy trials of anticonvulsants, lithium and antipsychotics. Pharmacopsychiatry, 47; 43-52, 2014.

59) Stahl S.M.（仙波純一, 松浦雅人訳）：ストール精神薬理学エッセンシャルズ. メディカル・サイエンス・インターナショナル, 東京, 2015.

60) Sutter J.M.（荻田和宏訳）：臨床精神薬理学　フランスの疾病分類と向精神薬の選択. 医学書院, 東京, 1977.

61) 高橋祥友：自殺予防. 岩波書店, 東京, 2006.

62) Takase M., Kanahara N., Oda Y. et al.: Dopamine supersensitivity psychosis and dopamine partial agonist: a retrospective survey of failure of switching to aripiprazole in schizophrenia. Journal of psychopharmacology, 29; 383-389, 2015.

63) 竹田伸也：マイナス思考と上手につきあう 認知療法トレーニング・ブック――心の柔軟体操でつらい気持ちと折り合う力をつける. 遠見書房, 東京, 2012.

64) 龍原 徹, 澤田康文：ポケット医薬品集. 白文舍, 福岡, 2013.

参考文献

65) 辰野 剛：精神科領域における口渇に対するツムラ白虎加人参湯の効果．新薬と臨牀，44; 1773-1779, 1995.

66) Teich, J.: The CATIE study. Am J Psychiatry, 163; 554-555; author reply 555-556, 2006.

67) 寺澤捷年：症例から学ぶ和漢診療学．医学書院，東京都，2011.

68) Tohen M., Vieta E., Calabrese J. et al.: Efficacy of olanzapine and olanzapine-fluoxetine combination in the treatment of bipolar I depression. Arch Gen Psychiatry, 60; 1079-1088, 2003.

69) 富野由悠季監督：機動戦士ガンダム　DVDBOX．バンダイビジュアル，2006.

70) 鳥山 明：ドラゴンボール．27; 90, 集英社，東京，1991.

71) 東京都立松沢病院：東京都精神科夜間休日救急診療事業．http://www.byouin.metro.tokyo.jp/matsuzawa/aboutus/important_index/important_seishinka_kyukyu.html. access 2016/10/16.

72) Wang, M., Tong, J.H., Huang, D.S. et al.: Efficacy of olanzapine monotherapy for treatment of bipolar I depression: a randomized, double-blind, placebo controlled study. Psychopharmacology (Berl), 231; 2811-2818, 2014.

73) Wasserman, D., Rihmer, Z., Rujescu, D. et al.: The European Psychiatric Association (EPA) guidance on suicide treatment and prevention. Eur Psychiatry, 27; 129-141, 2012.

■ 著者略歴

白鳥裕貴（しらとり　ゆうき）

精神科医。精神保健指定医，精神科専門医。

昭和52年，茨城県生まれ。

平成14年筑波大学医学専門学群卒業。

平成22年筑波大学人間総合科学研究科疾患制御医専攻卒業，博士（医学）。専門は自殺予防学。

筑波大学附属病院，国立病院機構霞ヶ浦医療センター，有朋会栗田病院などを経て，平成19年より茨城県立こころの医療センターに勤務。平成28年6月より筑波大学医学医療系臨床医学域精神医学講師，同大学保健管理センター精神科兼務。

精神科医の戦略＆戦術ノート
精神科救急病棟で学んだこと

2017 年 1 月 27 日　初版第 1 刷発行

著　　者　白　鳥　裕　貴
発行者　石　澤　雄　司
発行所　株式会社 星　和　書　店
　　　　〒 168-0074　東京都杉並区上高井戸 1-2-5
　　　　電　話　03（3329）0031（営業部）／ 03（3329）0033（編集部）
　　　　FAX　03（5374）7186（営業部）／ 03（5374）7185（編集部）
　　　　http://www.seiwa-pb.co.jp

Ⓒ 2017　星和書店　　　　Printed in Japan　　ISBN978-4-7911-0946-3

・本書に掲載する著作物の複製権・翻訳権・上映権・譲渡権・公衆送信権（送信可能
　化権を含む）は（株）星和書店が保有します。
・ JCOPY 〈（社）出版者著作権管理機構　委託出版物〉
　本書の無断複写は著作権法上での例外を除き禁じられています。複写される場合は，
　そのつど事前に（社）出版者著作権管理機構（電話 03-3513-6969,
　FAX 03-3513-6979, e-mail：info@jcopy.or.jp）の許諾を得てください。

日常診療における精神療法：
10分間で何ができるか

中村敬 編集
A5判　256p　2,200円

一般的な精神科の外来において、患者1人当たりの診療時間は平均
で10分程度。本書では、主だった精神疾患ごとに、限られた時間の
中で行える精神療法的アプローチを、経験豊富な臨床家が示す。

精神科における予診・初診・初期治療

笠原嘉 著
四六判　180p　2,000円

名著『予診・初診・初期治療』（精神科選書）が、大幅に加筆訂正さ
れついに復刊。外来診察を行う上での心構えやコツが具体的に平易
な言葉で述べられている。精神科臨床の作法を学ぶのに最適。

精神鑑定への誘い
精神鑑定を行う人のために、精神鑑定を学びたい人のために

安藤久美子 著
A5判　208p　2,200円

精神鑑定の依頼の受け方から鑑定面接の仕方、鑑定書の書き方まで、
精神鑑定を行うための必要十分な知識を易しく解説。精神鑑定に直
接携わる専門家だけでなく、一般の方々にも役立つガイドブック。

発行：星和書店　http://www.seiwa-pb.co.jp　価格は本体(税別)です